# 귀하신 몸: 근골격계

어깨부터 목, 허리, 무릎, 발목까지
14일 관절 통증 탈출 솔루션

# 귀하신 몸

## 근골격계

EBS 〈**귀하신 몸**〉 제작진 지음 | 박중현 감수

알에이치코리아

# 감수의 글

《귀하신 몸: 근골격계》는 단순한 건강 정보서를 넘어, 우리 몸을 더 잘 이해하고 스스로 돌볼 수 있도록 돕는 실질적인 안내서입니다. 〈귀하신 몸〉은 방영 전, 기획 방향을 설정하기 위한 논의부터 매우 치밀하게 진행되었고, 저 역시 기획 단계에서부터 자문으로 참여하며 프로그램의 탄생 과정에 함께했습니다. 환자들이 실제로 겪는 통증과 생활의 어려움이 어떻게 하면 더 효과적으로 전달될 수 있을지, 방송이라는 매체 속에서 어떤 방식으로 전달해야 할지를 함께 고민했습니다.

더불어 총 4회의 방송 출연을 통해 다양한 근골격계 질환을 가지고 있는 사례자들을 직접 만나고, 이분들에게 실질적인 도움을 드리기 위한 해법을 제시했던 경험은 제게도 매우 뜻깊은 시간이었습니다. 그때의 고민과 노력이 정리되어 이제 이렇게 한 권의 책으로 독자 여러분께 닿게 되어 무척 기쁩니다.

이 책은 어깨, 골반, 척추, 무릎, 발 등 우리 몸 곳곳의 통증을 주제로, 단순한 정보 전달이 아니라 정확한 진단, 생활 습관의 교정, 맞춤형 운동법을 중심으로 구성되어 있습니다. 특히 '통증을 방치하지 말고, 내 몸을 정확히 이해하고, 스스로 교정법을 실천하자'라는 메시지는 평소 제가 진료실에서 환자분들께 반복해서 당부하는 바이기도 합니다.

프로그램 제작 초기부터 함께했던 의료 자문으로서 이 책이 독자 여러분께 중요한 변화를 선물하기를 기대합니다. 여러분의 몸은 '귀하신 몸'입니다. 그 귀한 몸을 건강하게 지키기 위한 첫걸음, 이 책이 그 출발점이 될 수 있기를 바랍니다.


박중현(강남세브란스병원 재활의학과 교수)

# 귀하신 당신의 몸을 위하여

"누구나 몸 한 군데는 아프지 않나요?"

100세 시대를 맞이했으나 오십견, 골다공증, 당뇨 등 만성 질병은 여전히 현대인을 괴롭히고 있습니다. '저속노화'라는 키워드가 유행의 단계를 넘어 일상생활 속에 자리 잡은 것을 보면, 이제는 오래 사는 것이 중요했던 시기를 지나 '건강'하게 오래 사는 것이 중요한 시대가 되었습니다. 사람마다 인생에서 최우선으로 두는 것은 달라도, 사람들이 입을 모아 습관적으로 내뱉는 말이 있습니다.

"건강이 최고다."

병의 무서운 점은 한번 걸리고 나면 돌이킬 수 없다는 사실입니다. 험난한 치료 과정을 거쳐 몸을 회복했다고 하더라도, 한번 병에 걸렸던 몸은 언제나 예의주시할 수밖에 없습니다. 건강은 잃기 전에 지켜야 한다고들 합니다. 본격적인 치료의 단계를 맞이하기 전, 예방 단계에서 철저히 내 몸을 스스로 관리해야 합니다. 몸이 외치는 위험 신호는 오직 '나'만이 알 수 있기 때문입니다.

병을 방치하면 생명을 위협하지만, 초기에 예방한다면 충분히 막아낼 수 있습니다. 오천만 국민들의 '건강 불안'으로부터 해방을 목표로 〈귀하신 몸〉은 기획되었습니다. 내 몸이 외치는 초기 위험 신호를 방치하지 않도록, 수술이나 본격적인 치료 없이도 충분히 만성 질병이 나아질 수 있음을 많은 분에게 알려드리고 싶었습니다. 그렇게 대한민국 최고의 명의, 식품영양 전문가, 운동전문가로 구성된 '귀하신 몸 어벤저스'는 심각한 질환으로 가기 '전' 단계에 놓인 사례자들을 만났습니다.

"물리치료를 받아도 효과는 일시적인데 운동으로 치료가 될까요?"
"남들도 곡소리를 내길래 그냥 평생 이렇게 살아야 할 팔자인가 보다 했어요."

식습관과 운동만으로 통증이 호전될 수 있다는 전문가들의 말에 반신반의하던 사례자들에게 귀하신 몸 어벤져스는 맞춤형 식습관과 운동법 등 생활 습관의 개선만으로도 병을 예방할 수 있는 솔루션을 제공했습니다. 직장생활 혹은 집안일에 하루하루가 바쁜 사례자들의 시간을 많이 빼앗지 않으면서, 방송을 보는 시청자들 누구나 쉽게 따라 할 수 있는 솔루션으로 구성했습니다. 매주 송출되어야 하는 방송의 특성상 2주 동안 솔루션을 진행하고 만난 사례자들의 변화는 수십 년 동안 환자를 진찰해 온 전문가들도 놀라게 했습니다.

오십견, 척추측만증, 골다공증, 족저근막염, 골반 불균형… 평생 고칠 수 없고 안고 가야 한다고 생각했던 만성 질병들이 눈에 띄게 호전되었습니다. 쓸 때마다 통증이 느껴지던 관절 부위는 언제 그랬냐는 듯, 평소보다 편하게 통증 없이 가동할 수 있었습니다. 2주의 기적을 맛본 사례자들은 말했습니다.

"평생 아파야 할 줄 알았는데, 2주 만에 나아질 줄 알았다면 진작 할 걸 그랬어요. 이젠 운동이 습관이 되었어요."

《귀하신 몸: 근골격계》는 어깨, 골반, 척추, 무릎, 발 등 우리 몸 곳곳의 관절 통증을 주제로, 정확한 진단과 생활 습관의 교정 및 운동법을

중심으로 구성되어 있습니다. 귀하신 몸의 솔루션을 따라 하고 직접
그 변화를 경험하세요.

귀하신 당신의 몸을 위하여, 이제 변할 시간입니다.

EBS 〈귀하신 몸〉 제작진

# 이 책의 활용법

1. 본문에 앞서 통증을 유발하는 부위의 특징을 살펴보세요.

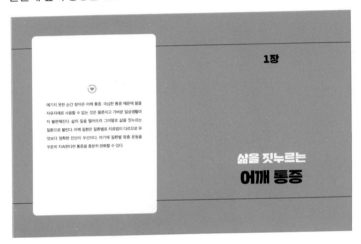

2. 전문가들이 알려주는 질환별 특징을 자세히 파악해요. 중간에 나온 자가 테스트 등 정리된 팁을 활용하는 것도 잊지 마세요.

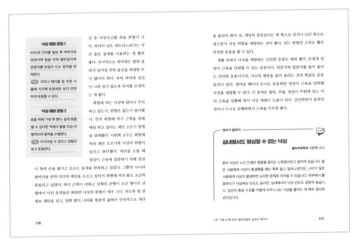

3. QR 코드에 연동된 영상을 통해 자세 전문가가 친절히 안내하는 운동법을 따라해 보세요.

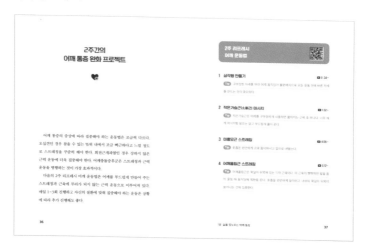

4. 이번 장에서 알게 된 내용을 핵심 정리를 통해 정리하세요.

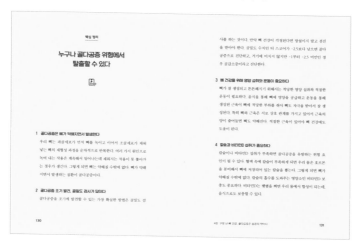

# 차 례

## 1장   삶을 짓누르는 어깨 통증

# 2장 몸이 무너지는 신호, 골반 통증

# 7장   목 디스크 막는 2주의 기적

# 8장   노화가 아니라 질병이다, 근감소증

# 9장 걷는 족족(足足) 찌릿, 발 통증 탈출기

예기치 못한 순간 찾아온 어깨 통증. 극심한 통증 때문에 팔을 자유자재로 사용할 수 없는 것은 물론이고 가벼운 일상생활마저 불편해진다. 삶의 질을 떨어뜨려 그야말로 삶을 짓누르는 질환으로 불린다. 어깨 질환은 질환별로 치료법이 다르므로 무엇보다 정확한 진단이 우선이다. 여기에 질환별 맞춤 운동을 꾸준히 지속한다면 통증을 충분히 완화할 수 있다.

# 1장

## 삶을 짓누르는

# 어깨 통증

# 극심한 통증과 운동 범위 제한을 부르는 어깨 질환

예기치 못한 순간 찾아오는 불청객, 어깨 통증. 극심한 통증 때문에 팔을 자유자재로 사용할 수 없는 것은 물론이고 옷 입기, 물 마시기, 머리 감기 등 가벼운 일상생활마저 불편해진다. 통증에 괴로워하는 환자들은 어깨 질환이 삶의 질을 떨어뜨리고 일상을 무너뜨린다고 말한다. 그야말로 삶을 짓누르는 질환인 셈이다.

지구상의 많은 동물이 어깨를 가지고 있지만 직립 보행하는 인간만이 360도 회전하는 어깨 관절을 가지고 있다. 인간의 어깨는 쇄골과 견갑골 사이에서 팔과 몸통을 연결하는 관절이다. 우리 몸에서 운동 범위가 가장 큰 관절로, 태어나서 사망할 때까지 심장처럼 쉬지 않고 움직이는 관절이기도 하다. 그만큼 운동량이 많고 운동 범위가 넓어 안정성을 가지고 있어야 하고 매끈한 관절면과 충분한 근력 또한 필요하다. 관절이 불안정해지거나, 과사용되거나, 주변 근육의 균형이 깨지면 다양한 어깨 질환이 발생한다. 그로 인해 극심한 통증이 수반되고, 관절 가동 범위에는 심각한 제한이 생기게 된다.

2023년 건강보험심사평가원의 자료에 따르면 지난 10년 동안 어깨 통증으로 병원을 찾은 환자는 28%나 증가했다. 전문가들은 실제 어깨 통증을 가지고 있는 환자의 수가 이보다 훨씬 더 많을 것으로 추정한다. 고관절, 무릎, 발목 등 보행에 직접 사용되는 관절에 통증이 생기면 걸을 때마다 불편이 따르기 때문에 최대한 빨리 병원을 찾는다. 반면 어깨 관절은 통증이 있어도 어느 정도 움직일 수 있어 '곧 괜찮아지겠지'라는 생각으로 질환을 방치하는 경향이 있다.

문제는 방치하는 사이에 약물이나 운동으로 치료할 수 있었던 질환이 악화되어 관절경 수술, 심지어는 인공관절 수술을 앞둔 상황에 놓이기도 한다는 것이다. 전문가들은 어깨 질환이야말로 조기에 정확한 진단을 받고 적절한 치료를 하는 것이 중요하다고 강조한다.

**대표적인 어깨 질환으로는 오십견, 회전근개파열, 어깨충돌증후군 등이 있다. 극심한 통증과 운동 범위에 제약이 있다는 증상은 같지만 질환의 원인은 제각각이다.** 당연히 그에 따른 치료법도 다르므로 정확한 진단이 우선되어야 한다. 여기에 질환별로 꼭 필요한 맞춤 운동을 꾸준히 지속한다면 통증을 충분히 완화할 수 있다.

# 어깨 관절낭이
# 염증으로 굳어진 오십견

"날카로운 거에 찔렸을 때 통증이 있지 않습니까? 그 쿡쿡 찌르는 증상이 여러 번 반복돼서 와요."

3년 전부터 시작된 어깨 통증이 요즘 들어 더 심해졌다는 김수남 씨. 병원 치료를 받고 약을 먹어도 그때뿐, 통증은 온종일 쉼 없이 찾아온다. 통증으로 깊은 잠을 자기도 어려워 새벽 4시에 깨어나 이렇게 저렇게 어깨를 풀어 보기도 한다. 가만히 있을 때도 쿡쿡 쑤시고 아프다 보니 어깨를 주무르는 게 습관이 됐다. 운전하다가도 어느새 김수남 씨의 손은 어깨로 향한다. 스트레칭도 하지만, 통증은 사라질 기미가 보이지 않는다.

"2년 전까지만 해도 철봉은 거뜬했거든요. 이제 어깨가 아파서 철봉에 매달리는 것조차 힘들죠."

60대 초반 김수남 씨는 팔을 움직여야 하는 모든 활동이 버겁다. 어깨 통증 때문에 좋아하는 운동도 마음껏 할 수가 없다. 젊은 시절부터 동네에서는 체력 좋기로 소문났지만, 이제는 턱걸이 하나도 힘들다. 어깨가 귀하다는 걸 아파지고 나서야 알게 됐다.

## 오십견 체크리스트

□ 머리를 감거나 빗는 것이 힘들다.
□ 단추를 채우기 어렵다.
□ 팔을 부딪치면 극심한 통증이 느껴진다.
□ 통증 때문에 자주 잠에서 깬다.
□ 화장실에서 뒤처리하기 힘들다.

(출처:대한견·주관절학회)

하루 대부분 어깨 통증이 있고 특정 각도 이상 팔을 올리기 어렵다는 김수남 씨가 병원을 찾아 어깨 정밀 검사를 받기로 했다. 검사는 총 6개 항목으로 진행됐다. 일상에서 느끼는 통증 정도 등을 답하는 설문 검진표를 작성하고, 엑스레이로 어깨를 다양하게 정밀 촬영했다. 180도가 나와야 정상인 운동 가동 범위 검사에서 김수남 씨는 106도까지도 겨우 올라가는 정도였다. 본격적인 진료에 앞서 환자의 건강 상태와 증상 등을 미리 파악하는 예진 및 근력 검사를 거쳐 의사가 직접 환자의 상태를 살펴 이상 유무를 조사하는 이학적 검사까지 모두 시행했다.

김수남 씨의 검사 결과는 전형적인 오십견으로 진단됐다. 우리 몸에는 어깨를 자유자재로 움직일 수 있도록 관절을 감싸고 있는 주머니가

있다. 이것을 관절낭이라고 한다. 이 관절낭에 염증이 발생하면 관절
낭이 점점 두꺼워져 관절을 움직일 수 있는 공간이 좁아진다. 그래서
어깨를 움직일 때마다 극심한 통증이 유발되는데, 이것이 흔히 말하는
오십견, 즉 유착성 관절낭염이다.

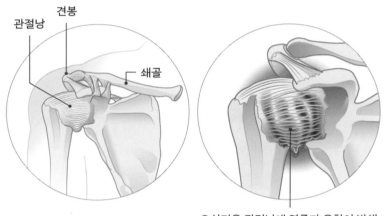

오십견은 관절낭에 염증과 유착이 발생
하면서 생기는 통증과 구축을 일컫는다.

오십견은 어깨가 언 것처럼 관절낭이 굳어져 어깨 관절의 운동 범위에
제한이 생기는 질환이다. 극심한 통증은 물론이고 팔을 옆으로 펴거나
뒷짐을 지는 것도 힘든 상태가 된다. 주로 50대에 많이 발병하는 것으
로 알려졌지만, 최근에는 40대에 나타나기도 하고 60대에 나타나는
경우도 많다.

극심한 어깨 통증의 원인이 오십견인지 궁금하다면 23쪽의 오십견 체크리스트를 통해 점검해도 좋다. 머리 감기가 어렵고 극심한 통증을 동반하는데, 특히 밤에 통증이 심해진다면 오십견일 확률이 높다. 또한 오십견은 수동 운동과 능동 운동이 모두 잘되지 않는 특징도 있다. 수동 운동은 팔을 들어 올릴 때 누군가 옆에서 거들어 주는 것을 말한다. 반대로 능동 운동은 자기 스스로 팔을 올리는 것이다. 스스로 팔을 들어 올릴 때도, 누군가 도움을 주어 팔을 올릴 때도 운동 범위에 큰 변화가 없다면 오십견일 확률이 높다.

---

**─ 명의가 말하다 ─**

# 오십견은 좋아질 수 있습니다

**정형외과** 이용걸 교수

오십견 환자들은 지속되는 극심한 통증 때문에 '영영 낫지 않는 게 아닐까?'라며 불안해합니다. 통증으로 밤잠을 설치고, 일상생활도 제대로 되지 않기 때문에 짜증이 나고 걱정도 되고 심한 경우 우울증으로까지 이어지기도 합니다. 물론 환자 상태에 따라 수술하는 경우도 있지만, 오십견은 대부분 시간이 지나면서 서서히 좋아질 수 있는 질환입니다. 대개 1년 이내에 좋아지는 경우가 많습니다. 전문의를 찾아 정확한 진단을 받고 약물치료와 물리치료 등 적절한 치료를 받으면서 어깨를 풀어 줄 수 있는 스트레칭을 꾸준히 한다면 반드시 좋아질 수 있습니다.

# 어깨를 움직이는
# 힘줄이 찢어진 회전근개파열

"열중쉬어 자세를 한다든가 90도 이하로 팔을 들어 움직이는 건 통증이 없어요."

어깨가 아프다고 다 같은 질환이 아니다. 평생 약사로 일한 70대 후반 최지수 씨는 누구보다 건강에 자신 있었지만, 작년에 갈비뼈를 다친 이후 오른쪽 어깨에 탈이 났다. 처음엔 오십견이라고 생각했으나 최지수 씨의 통증은 오십견과 차이가 있다. 내내 아픈 게 아니라 특정 각도에서 유독 통증이 심해진다. 90도 이상 팔을 올리려고 하면 어깨가 끊어질 것 같은 통증에 괴로워한다.

어깨 통증을 줄이기 위해 공원에 나가 어떻게든 운동을 계속해 보지만, 통증 때문에 결국 운동을 포기했다. 어깨가 아프고 나서부터 할 수 있는 운동이 점점 줄어들어 걱정이 많아졌다. 최근에는 바닥 걸레질이 힘들어 로봇 청소기도 구매했다. 집안일 중 팔을 쓰지 않는 일은 거의 없는데, 특히 오른쪽이 아프니 이만저만 불편한 게 아니다. 가급적 오른쪽 어깨를 쓰지 않고 집안일을 하는 요령도 생겼다. 왼손으로는 높은 곳을, 오른손으로는 낮은 곳만 닦는다. 높은 곳에 물건을 올릴 때면 무조건 왼손으로 올린다. 오른쪽 팔을 높이 올리면 아프기 때문이다.

특이한 것은 왼손을 사용해 도와주면 오른팔이 좀 더 쉽게 올라간다는 것이다. 오십견과는 다른 증상이다. 최지수 씨가 호소하는 어깨 통증의 원인은 무엇일까? 병원을 찾아 정밀 검사를 받기로 했다. 오른쪽 어깨 운동 범위는 105도로 정상 범위인 180도에 훨씬 더 못 미쳤다. 근력 검사에서도 왼쪽보다 오른쪽 힘이 훨씬 약했다. 종합적인 검사 결과, 어깨뼈와 팔뼈를 연결해 주는 힘줄인 회전근개가 파열되어 있다는 것이 확인되었다.

회전근개란 극상근, 견갑하근, 극하근, 소원근으로 구성된 어깨와 팔을 연결하는 4개의 근육과 힘줄이다. 팔을 올리고, 펴고, 모으는 등 어깨를 자유롭게 움직이게 하는 회전 근육이라 할 수 있다. 퇴행성 변화와 자극 등으로 힘줄이 파열되는데, 최지수 씨는 팔을 들어 올릴 때 주로 사용되는 극상근의 힘줄인 극상건이 파열된 상태다. 다행히도 나머지 3개의 힘줄이 버텨 주기 때문에 그나마 팔을 올릴 수 있는 것이

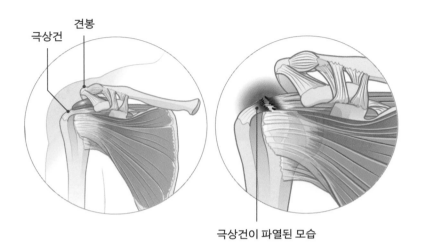

극상건　견봉

극상건이 파열된 모습

다. 회전근개가 파열되면 힘줄이 보푸라기처럼 변하고 파열의 크기도 점점 커진다.

　오십견과 회전근개파열을 가장 쉽게 구분하는 방법은 팔을 올릴 때 수동 운동이 가능한지 살펴보는 것이다. 스스로 팔을 올렸을 때 90도밖에 올라가지 못하더라도 다른 한쪽 팔이나 다른 사람의 도움을 받게 되면 운동 범위가 훨씬 더 커지는 것을 확인할 수 있다. 다시 말해, 능동 운동은 불가능하지만, 수동 운동이 가능하다면 오십견보다 회전근개파열을 의심해 볼 수 있다.

　동양인은 서양인에 비해 어깨의 지붕이라고 할 수 있는 견봉의 길이가 평균 3.6mm 더 긴 것으로 나타났다. 견봉이 길면 팔을 들어 올릴 때 더 많은 힘이 들어가게 되어 회전근개파열 위험이 커진다. 회전근개는 한번 파열되면 스스로 치유되지 않는다. 따라서 회전근개파열에 따른 증상이 아주 심해 팔을 들지 못할 정도가 되면 수술을 해야 할 수도 있다는 점을 명심하자.

---

## 회전근개는 근력 운동으로 살릴 수 있습니다

**정형외과** 이용걸 교수

회전근개는 한번 파열되면 스스로 치유되지 않습니다. 그렇다고 해서 회전근개가 파열된 모든 환자가 수술해야 하는 것은 아닙니다. 일상생활이 가능한 정도의 통증이라면 근력 운동을 통해 통증을 완화하고 어깨의 기능을 충분히 되살릴 수 있습니다. 다만 팔을 높이 드는 운동이나 턱걸이, 평행봉 등 체중 부하가 큰 운동은 어깨를 더 망가뜨릴 수 있습니다. 팔을 내리고 팔꿈치를 구부린 상태에서 안쪽과 바깥쪽으로 회전하는 내회전, 외회전 운동만 해도 충분합니다. 내회전, 외회전 운동을 꾸준히 하면 파열된 힘줄을 대신해 나머지 근육과 힘줄이 튼튼해져 어깨의 움직임을 도와줍니다.

# 뼈와 힘줄의 반복적 충돌로 나타나는 어깨충돌증후군

"돌덩이 같아요. 팔을 들고 있는 것 자체가 너무 무거워서 어깨에 돌덩이를 얹고 있는 느낌이에요."

20년 동안 미용 일을 한 40대 초반 박호영 씨는 무려 5년째 어깨 통증에 시달리고 있다. 값비싼 안마의자부터 관절 영양제, 도수치료, 필라테스, 인대강화주사까지 어깨 관절에 좋다는 것은 다 시도해 봤다. 경제적으로도 부담이지만, 무엇보다 팔을 많이 사용하는 직업인지라 어깨가 아프면 일에도 지장이 있어 걱정이 크다. 잠깐의 휴식 시간에도 박호영 씨는 늘 어깨를 주무르고 있다.

"그 많은 병원에 다니면서도 똑같은 진단명을 들어본 적이 없거든요. 회전근개파열, 석회성 힘줄염, 관절와순, 오십견…. 5년간 병명조차 제대로 모르고 있어요."

한방병원, 통증클리닉, 정형외과까지 정말 많은 병원에 다녔지만, 병명조차 정확히 몰라 박호영 씨는 답답하기만 하다. 이번이 마지막 병원이길 바라는 마음으로 병원을 찾은 박호영 씨의 상태를 정확하게 진단해 보기로 했다. 어깨 통증은 질환에 따라 치료법이 달라지기 때문에 정확한 진단이 매우 중요하다.

그의 어깨 상태는 어떨까? 통증이 있는 왼쪽 어깨는 90도까지도 올라가지 않았다. 건강한 사람과 비교했을 때 현저한 차이가 나는 것으로 보아 어깨가 굳어져 있는 '강직'을 확인할 수 있었다. 어깨를 움직여 보면 딸각거리며 무언가 걸리는 듯한 불편한 느낌도 든다. 근력 역시

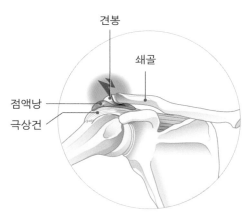

**견봉 변형이 통증을 유발하는 모습**

오른쪽보다 왼쪽 어깨가 훨씬 더 떨어져 있었다. 무엇보다 엑스레이 검사에서 어깨 견봉의 변형이 확인되었다.

갈고리 모양으로 자라난 견봉 아랫부분의 뼈가 자라 나와 어깨 힘줄과 충돌하면서 통증과 염증을 유발해 관절의 가동 범위가 점차 좁아지게 된 것이다. 이것을 어깨충돌증후군이라고 한다. 어깨충돌증후군을 그대로 내버려두면 견봉과 힘줄이 계속 충돌하면서 회전근개가 손상되기도 하고 심각한 경우 완전 파열되기도 한다.

**명의가 말하다**

# 어깨충돌증후군, 가동 범위 자세를 찾아라

정형외과 이용걸 교수

어깨충돌증후군이 있는 사람들은 어깨높이 이상 팔을 들어 운동하기가 쉽지 않습니다. 견봉과 힘줄이 마찰되면서 통증이 더욱 커지기 때문입니다. 견봉과 힘줄이 닿지 않는 범위 내에서 운동하고 일상에서도 자극을 주지 않는 자세를 찾도록 노력해야 합니다.

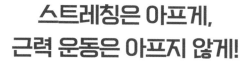

# 스트레칭은 아프게, 근력 운동은 아프지 않게!

어깨 통증은 같은 듯 다르다. 오십견, 회전근개파열, 어깨충돌증후군. 질환마다 집중해야 하는 운동법에 조금씩 차이가 있다. 하지만 웬만한 어깨 통증은 운동 요법으로 해결할 수 있다.

어깨 통증으로 괴로워하는 사람들이 궁금해하는 것 중 하나는 '어떤 운동을, 어떻게 해야 하나'라는 것이다. 스트레칭 운동을 먼저 해야 하는지, 근력 운동을 먼저 해야 하는지도 잘 모르겠다는 이들이 대부분이다.

일단 스트레칭 운동이 먼저다. 스트레칭으로 굳어진 어깨를 풀고 난 뒤 근력 운동을 진행하면 된다. 중요한 것은 스트레칭과 근력 운동을 혼동하지 말아야 한다는 것이다. 예를 들어, 세라밴드(스트레칭 밴드)를 잡고 신체의 근육, 인대, 힘줄 등을 늘려 주면 스트레칭이 되지만 반복해서 잡아당기는 동작을 하면 근력 운동이 된다. 철봉에 매달려서 몸을 늘어뜨리고 있다면 스트레칭이 되지만 붙잡고 턱걸이를 하려고 힘을 준다면 근력 운동이 된다.

## 스트레칭과 근력 운동 구분하기

| 스트레칭 | 근력 운동 |
|---|---|
| 세라밴드를 잡고 신체의 근육, 인대, 힘줄 등을 늘리는 동작 | 세라밴드를 반복해서 잡아당기는 동작 |
| 견딜 수 있는 범위 내에서 최대한 아프게 진행 | 아프지 않게 근육을 달래가며 조금씩 강도를 높여가며 진행 |

근육, 인대, 힘줄이 굳어져 어깨 통증이 유발되는 오십견의 경우 스트레칭에 집중해야 한다. 반면 회전근개파열은 끊어진 힘줄 대신 다른 힘줄이 기능할 수 있도록 근력 운동을 반드시 해야 한다. 회전근개가 파열된 상태로 오랜 기간 방치하면 근육이 점점 퇴화해 지방으로 대치된다. 이런 경우 상태가 더욱 심각해질 수 있다. 수술을 선택한다고 해도 예후가 좋지 않다. 근육에 지방이 껴서 봉합해도 다시 파열될 확률이 굉장히 높기 때문이다.

무작정 운동하기보다는 자신의 질환에 도움이 되는 운동이 어떤 것인지 알고, 더 집중해서 운동한다면 좋은 효과를 얻을 수 있다. 단, 어깨 질환 환자의 스트레칭과 근력 운동에는 중요한 기본 원칙이 있다. 스트레칭은 견딜 수 있는 범위 내에서 최대한 아프게 진행해야 하고 근력 운동은 아프지 않게, 근육을 달래면서 조금씩 강도를 높여가야 한다. 근육의 양을 늘리기보다 근육을 유연하게 하고 힘을 늘리는 것이 더욱 중요하다는 것을 기억해야 한다.

─ 자세전문가가 말하다 ─

## 어깨 관절은 360도로 움직입니다

**자세전문가** 송영민

어깨 관절은 360도 움직이는 관절이기 때문에 한쪽만 스트레칭을 하기보다는 앞쪽은 물론이고 위아래, 좌우 모든 방향으로 하는 게 좋습니다. 그래야 관절을 잡고 있는 관절낭 전체를 스트레칭해 어깨를 부드럽게 만들 수 있습니다.

# 2주간의
# 어깨 통증 완화 프로젝트

어깨 통증의 증상에 따라 집중해야 하는 운동법은 조금씩 다르다. 오십견인 경우 참을 수 있는 범위 내에서 조금 뻐근하다고 느낄 정도로 스트레칭을 꾸준히 해야 한다. 회전근개파열인 경우 강하지 않은 근력 운동에 더욱 집중해야 한다. 어깨충돌증후군은 스트레칭과 근력 운동을 병행하는 것이 가장 효과적이다.

다음의 2주 리프레시 어깨 운동법은 어깨를 부드럽게 만들어 주는 스트레칭과 근육에 무리가 되지 않는 근력 운동으로 이루어져 있다. 매일 1~3회 진행하고 자신의 질환에 맞춰 집중해야 하는 운동은 상황에 따라 추가 진행해도 좋다.

### 1 삼각형 만들기
▶ 0:22~

**Tip** 구부정한 자세를 하면 어깨 움직임이 불편해지므로 모든 운동 전에 바른 자세를 만드는 것이 중요하다.

### 2 작은가슴근(소흉근) 마사지
▶ 1:03~

**Tip** 작은가슴근은 어깨를 구부정하게 사용하면 짧아지는 근육 중 하나다. 너무 세게 마사지할 필요는 없고 부드럽게 풀어 준다.

### 3 마름모근 스트레칭
▶ 4:05~

**Tip** 호흡은 편안하게 코로 들이마시고 입으로 내뱉는다.

### 4 어깨올림근 스트레칭
▶ 6:12~

**Tip** 어깨올림근은 목덜미 뒤쪽에 있는 11자 근육이다. 이 근육이 뻣뻣하면 팔을 들어 올릴 때 움직임에 제한을 준다. 호흡을 편안하게 들이쉬고 내쉬며 목덜미 뒤쪽이 늘어나는 것에 집중한다.

## 5 펭귄 운동　　　　　　　　　　　▶ 8:54~

**Tip** 자연스럽게 팔을 내렸을 때 정면에서 보면 손날이 보여야 한다. 이 운동을 반복하면 자세가 교정되면서 어깨 움직임도 좋아진다.

## 6 월 슬라이드　　　　　　　　　　▶ 11:00~

**Tip** 정확한 자세를 위해 벽을 밀면서 동작을 반복하면 좋다.

## 7 천사 날개 운동　　　　　　　　　▶ 13:42~

**Tip** 모든 동작은 정확한 자세를 할 수 있는 구간 안에서만 운동해야 한다.

## 8 올바른 움직임 패턴 만들기　　　　▶ 18:09~

**Tip** 팔을 올릴 때 손은 올라가지만, 어깨는 내려가는 느낌에 집중하면서 동작을 반복한다.

# 2주 리프레시
# 어깨 운동으로 달라진 변화

2주간의 리프레시 운동을 시행하고 있는 사례자들을 만나 봤다. 그동안 어깨 통증은 얼마나 좋아졌을까? 또, 그들의 일상은 얼마나 변화됐을까? 오십견으로 3년 넘게 고생하고 있던 김수남 씨를 만나 봤다. 리프레시 어깨 운동 9일 차에 접어든 그는 매일 3번, 1회 20분씩, 하루도 빠지지 않고 운동을 실천해 왔다.

김수남 씨가 매일 같이 기록한 운동일지에는 그 변화가 고스란히 드러나 있다. 처음에는 운동을 하면 오히려 어깨가 더 아팠다. 스트레칭 3일째, 놀라운 일이 벌어졌다. 팔이 올라가고 어깨의 운동 반경이 넓어졌다. 신기해서 이리저리 스트레칭을 하며 스스로 놀라워하고 있었다. 5일째 되는 날에는 자다 깰 정도로 심했던 어깨 통증이 사라졌다. 처음 만났을 때 김수남 씨는 오십견으로 어깨가 심하게 굳어 있었고, 통증 때문에 팔을 제대로 올리지도 못했다.

"처음에는 팔이 안 올라가서 억지로 막 찢으면서 했어요. 고통스러웠지만 그래도 우산을 이용해서 억지로 밀었어요. 조금씩 조금씩 반경이 넓어지는 게 느껴졌고, 한 5일 정도 되니까 전보다 움직임이 확 달라진 것을 느꼈어요. 통증도 많이 줄었어요."

아프면 통증의학과나 정형외과에 찾아가 주사를 맞거나 물리치료를 받는 것이 전부였다는 김수남 씨는 운동만으로 충분히 치료가 되는 것이 정말 놀랍다고 했다. 요즘은 좋아하던 탁구도 무리하지 않고 즐기고 있다. 물론 스트레칭도 꾸준히 하고 있다.

2주간의 프로그램이 마무리되고 병원에서 재검진을 받아본 김수남 씨의 변화는 놀라웠다. 통증이 사라지고, 103도였던 어깨 운동 범위가 165도로 정상에 가까워졌다. 두꺼워져 있던 관절낭의 막도 눈에 띄게 얇아졌다. 관절낭의 염증이 줄어든 것이다.

프로젝트 8일 차에 찾아간 또 다른 사례자는 회전근개가 파열된 최지수 씨다. 최지수 씨 역시 하루도 빠지지 않고 성실하게 리프레시 어깨 운동을 진행하고 있다. 회전근개파열에는 근력 운동이 중요하기 때문에 펭귄 운동을 아프지 않은 강도로 틈틈이 하고 있다. 스트레칭도 열심히 하고 있는데, 스트레칭 봉을 몸에 지니고 다니면서 생각날 때마다 수시로 하고 있다.

2주 뒤, 병원을 찾아 재검진을 받은 최지수 씨의 결과는 어떻게 달라졌을까? 운동 전에는 106도였던 어깨 운동 범위가 145도로 많이 좋아졌다. 2주 전에는 어깨를 누르면 극심한 통증을 호소했지만, 운동 이후 통증이 많이 줄어든 것도 확인할 수 있었다. 무엇보다 아픈 팔로도 높은 곳에 접시를 올릴 수 있는, 그런 사소한 변화들이 반갑다고 했다.

"5일째 됐을 때 어깨가 130도까지 올라가서 정말 기뻤죠. 다른 회전근도 파열이 되면 인공관절을 할 수밖에 없는 나쁜 처지였는데 다행이죠. 매일매일 조금씩, 우리가 숨 쉬듯이 운동하는 것이 중요하다고 생각합니다."

프로젝트 5일 차에 중간 점검을 받은 베테랑 미용사 박호영 씨는 비슷한 자세로 어깨를 과도하게 사용하기 때문에 스텝박스 위에서 안정감 있게 미용 작업을 하기로 했다. 어깨가 덜 올라가서 그만큼 통증을 줄일 수 있다. 퇴근 후 온 가족과 함께 운동한다는 박호영 씨. 아직은 통증이 없어진다는 게 상상도 가지 않지만, 정말 통증이 없어진다면 한 번도 깨지 않고 자보고 싶다는 소망을 밝혔다.

2주간의 운동 프로젝트를 마치고 역시 재검진을 받았다. 박호영 씨는 95도에서 165도로 운동 범위가 넓어졌다. 가장 큰 변화는 강직이 풀렸다는 것. 어깨 근력이 크게 늘었다. 통증은 많이 줄긴 했지만, 아직 남아 있는 상태다. 강직과 충돌증후군, 두 마리 토끼를 다 잡아야 하는 상태에서 강직이라는 한 마리 토끼를 잡았기 때문에 나머지 한 마리만 잡으면 된다. 앞으로도 계속 노력하면 어깨 통증이 좀 더 좋아질 것이라고 전문가는 말한다.

"저는 통증이 오래되기도 했어요. 그동안 다양한 곳에 가보았지만 이렇게 확신을 가지고 운동을 해야 한다고 이야기 해주는 곳은 없었어요. 2주는 하는 방법을 알게 된 거고, 이제 시작이라고 생각합니다."

수년간 앓아온 질환과 통증이 2주 만에 완전히 낫기란 쉽지 않다. 하지만 아침, 점심, 저녁, 매일 규칙적으로 집중해서 운동한다면 수개월 걸릴 것도 단 2주 만에 좋아질 수 있다. 집중적인 관리! 집중적인 치료! 이것이 어깨 통증을 잡는 핵심이다.

# 누구나 어깨 통증에서 탈출할 수 있다

### 1  통증, 방치하지 말고 적극적으로 관리하라

어깨 질환은 조기에 정확한 진단을 받으면 충분히 나을 수 있는 질환이다. '금방 나아지겠지'라는 생각으로 통증을 방치하지 말아야 한다. 약물이나 운동으로 치료할 수 있는 질환이 점차 악화되어 결국 인공관절 수술을 해야 하는 상황에 놓일 수도 있다.

### 2  경추 질환과 어깨 질환을 구분해야 한다

어깨가 아프다며 승모근 쪽을 만지는 사람은 대부분 경추 질환과 연관이 있다. 어깨가 아픈 사람은 습관적으로 팔뚝이나 가슴과 겨드

랑이 부분을 마사지한다. 경추 질환과 어깨 질환을 혼동하지 말자.

## 3  어깨 질환의 가장 좋은 치료법이자 예방법은 운동이다

어깨 질환은 적절히 운동하면 충분히 회복될 수 있다. 사례자들이 2주 만에 통증이 사라지고 어깨가 건강해진 비결은 매일, 꾸준히 운동했다는 것을 명심하자.

## 4  능동 운동과 수동 운동이 가능한지 확인해야 한다

오십견은 스스로 팔을 들어 올리는 것도 힘들고 누군가 도와줘서 팔을 올리는 것도 힘들다. 즉, 능동 운동과 수동 운동이 모두 어렵다. 반면 회전근개파열은 스스로 팔을 올리기는 힘들지만, 누군가 도와준다면 좀 더 쉽게 올릴 수 있다. 능동 운동은 힘들지만, 수동 운동은 가능한 특징이 있다.

## 5  오십견은 스트레칭이 답이다

체계적이고 규칙적으로 스트레칭을 하되, 견딜 수 있는 범위 내에서 최대한 아플 정도로 강하게 스트레칭 하는 것이 도움 된다.

## 6  회전근개파열은 근력 운동이 답이다

회전근개파열은 아프지 않을 정도로 근육을 달래가면서 운동하는 것이 좋다. 운동 범위를 점차 늘려가면서 운동하는 것이 답이다.

## 7 어깨충돌증후군은 스트레칭과 근력 운동을 병행해야 한다

어깨충돌증후군은 강한 스트레칭과 부드러운 근력 운동을 병행해야 강직과 통증이라는 두 마리 토끼를 잡을 수 있다. 스트레칭으로 굳어진 어깨를 먼저 풀고 점차 강도를 높여 근력 운동을 진행한다.

## 8 등을 바르게 펴는 습관이 어깨 통증을 줄이는 기본 자세다

어깨 통증이 있는 사람들은 대부분 어깨가 앞으로 말려 있고 등이 굽어 있다. 척추를 곧게 세우고 등을 바르게 펴는 자세는 어깨 통증을 줄이는 가장 기본적인 자세다. 일상에서도 의식적으로 바른 자세를 지속하는 것이 중요하다.

## 9 어깨의 기능과 움직임을 좋게 만들어야 한다

운동의 목표는 통증을 줄여 움직이는 기능을 살리고, 바른 움직임을 만드는 것에 두어야 한다. 기능을 잘 살렸다고 해도 팔을 들 때 어깨가 따라 올라가거나 어깨가 말리면 악순환이 반복된다.

## 10 어깨 근육이 초과 근무를 하지 않게 해야 한다

많은 운동을 쉬지 않고 하는 것보다는 도움이 되는 운동만 집중해서 하는 것이 좋다. 쉴 때는 충분히 쉬고, 스트레칭과 근력 운동을 해야 할 때는 정확하게 해서 움직임의 양을 조절하는 것이 중요하다.

척추와 다리를 잡아 주고, 허리를 지지해 주는 우리 몸의 주춧돌, 골반. 쿡쿡 쑤시고, 묵직하게 아픈 골반 통증은 당장 생명과 직결되는 문제는 아니다. 하지만 거동이 불편해짐에 따라 활동량이 줄어들고 온몸의 근육이 빠지면서 몸의 기능도 점점 떨어지게 만드는데, 특히 심장과 폐 기능이 약해지면 건강까지 위협한다. 따라서 골반 통증을 그대로 방치하거나 근본적 원인을 해결하지 않고 약물치료에만 의존해서는 안 된다. 통증을 유발하는 원인을 찾아 적극적으로 교정하고 개선해야 한다.

# 2장

## 몸이 무너지는 신호,
## 골반 통증

## 내 몸의 주춧돌 골반

쿡쿡 쑤시고, 묵직하게 아픈 골반 통증은 그 자체가 질환은 아니고 증상을 의미하는 것이다. 골반 통증의 원인은 굉장히 다양하다. 골반 안쪽에 있는 방광, 자궁, 난소 등의 장기로 인해 발생할 수도 있고, 골반 주변 조직인 뼈, 근육, 인대, 힘줄, 점액낭, 관절 등에 의해 나타날 수도 있다. **일반적으로 말하는 골반 통증은 장기의 문제보다는 골반 주변 조직에 의해 불균형이 발생하면서 나타나는 경우가 훨씬 흔하다.**

골반은 척추와 다리를 잡아 주고, 허리를 지지해 주는 역할을 한다. 척추를 우리 몸의 기둥이라고 한다면, 골반은 기둥 아래쪽에 자리한 주춧돌이라고 할 수 있다. 골반의 불균형이 생기면 척추가 틀어지고

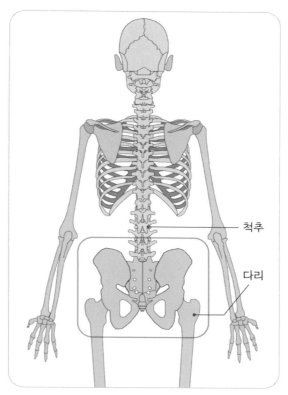

척추

다리

**골반의 중요성**
골반은 척추와 다리를 잡아 주는, 우리 몸의 주춧돌 역할을 한다.

심한 경우 디스크에 문제가 생길 수 있다. 그뿐만 아니라 다리 쪽으로
가는 골반 근육이 약해지면 걸음걸이 속도가 느려지고 필요 없는 움직
임이 발생한다. 따라서 비정상적인 움직임과 통증이 있다면 골반에 이
상이 생겼다는 신호다.

**골반 불균형 자가 진단법**

1 앉은 자세에서 한쪽 다리를 반대쪽 허벅지에 올린다.

2 무릎 안쪽을 천천히 누른다.

3 골반 앞쪽에 통증이 있거나 다리가 내려가지 않는다면 골반 불균형을 의심할 수 있다.

다양한 원인으로 발생하는 골반의 불균형은 자가 진단법으로도 확인할 수 있다. 골반의 관절 운동 범위가 정상인지 아닌지를 점검해 보는 '패트릭 검사 Patrick test'는 원래 누워서 진행하지만, 앉아서도 할 수 있다. 우선 의자에 앉은 자세에서 점검하려고 하는 다리를 반대쪽 허벅지에 올려놓고 무릎의 안쪽을 천천히 눌러 본다. 이때 골반 앞쪽에 통증이 오거나, 뭔가 걸리는 움직임이 있거나, 다른 한쪽에 비해 유난히 안 내려간다면 해당 골반의 불균형을 의심해 볼 수 있다.

골반 통증은 처음 골반 불균형이 발생할 때는 비교적 심하지 않지만, 시간이 갈수록 점차 심해진다. 골반 통증이 악화되면 거동이 불편해지고 골반 위쪽으로는 척추 통증, 아래쪽으로는 다리의 통증을 일으킬 수 있다. 물론 골반 통증이 당장 생명과 직결되는 문제는 아니다. 하지만 거동이 불편해지면서 신체활동량이 감소하면 온몸의 근육이 빠지고 몸의 기능도 점점 떨어지게 된다. 특히 심장과 폐 기능이 약해지면 건강까지 위협한다.

따라서 골반 통증을 그대로 방치하거나 근본적 원인을 해결하지 않고 약물치료에만 의존해서는 안 된다. 통증을 유발하는 원인을 찾아내

적극적으로 교정하고 개선해야 한다. 골반 통증을 유발하는 원인은 대부분 안 좋은 자세를 반복하거나 몸의 한쪽 근육만을 과도하게 사용해 골반의 불균형이 발생하면서 나타난다. 따라서 생활 습관이나 자세 등을 개선하고 교정하면서 적절한 운동을 통해 불균형을 바로잡도록 노력해야 한다.

명의가 말하다

## 골반 통증 해결은 자세 교정이 1순위

재활의학과 윤승현 교수

골반 통증은 병원에서 소염제 등의 주사 치료를 받으면 어느 정도 줄어듭니다. 하지만 근본적인 원인이 해결되지 않으면 얼마 지나지 않아 또 병원을 찾을 수밖에 없습니다. 환자마다 차이가 있지만, 골반 통증은 대부분 안 좋은 자세와 관련이 많습니다. 관절에 안 좋은 자세를 반복한다면 우선 자세부터 교정해야 합니다. 좋은 자세와 적절한 운동은 치료의 절반 이상을 차지합니다.

# 임신과 출산으로 발생한
# 골반의 불균형

선물 같은 두 아이와 함께 골반 통증이 찾아왔다는 40대 초반 정지
혜 씨. 좋지 않은 자세란 걸 알면서도 아이들을 위해 어느 하나 허투루
넘기지 않는다. 쌍둥이 엄마인 정지혜 씨는 남편이 퇴근하기 전까지
온전히 홀로 육아를 감당해야 한다. 육아할 때 바닥에 앉는 자세를 반
복하거나 두 아이를 동시에 안는 과정에서 상체가 과도하게 뒤로 젖혀
지는 자세를 반복하기도 한다. 아이들과 보내는 시간이 마냥 행복하면
서도 골반 통증 때문에 가끔은 버거울 때가 있다. 두 아이 무게의 합만
약 20kg이니 몸에 무리가 가는 게 당연하다.

"마음껏 안아 줘야 하는데, 그러지를 못해요. 근데 내 몸이 아픈 게

크다 보니 미안함보다 저 자신에게 짜증이 먼저 나요."

쌍둥이를 임신한 지 7개월쯤 됐을 무렵부터 심한 골반 통증을 느끼기 시작했다는 지혜 씨. 출산 후 나아질 줄 알았던 골반 통증은 여전히 지혜 씨를 괴롭히고 있다. 쌍둥이 육아 때문에 수술은 엄두도 내지 못하고 진통제와 소염제만으로 간신히 버티고 있다.

비단 지혜 씨만 겪는 문제가 아니다. 많은 임산부가 골반 통증을 호소하는데 그 이유는 무엇일까? 바로 릴렉신relaxin이라는 호르몬 때문이다. 태아가 점점 커짐에 따라 골반이 늘어나야 태아를 품을 수 있다. 그래서 우리 몸에서는 릴렉신이라는 호르몬을 분비해 몸속 콜라겐을 분해하여 뼈와 뼈 사이를 잡아 주는 인대가 늘어나도록 한다. 그 과정에서 골반이 커지고 자극받기 때문에 통증이 생긴다. 릴렉신은 임신 5개월부터 체내 분비량이 급격히 증가하고 출산 후 3개월이 지나면 점차 감소하는 형태를 보인다. 이 기간에는 골반 관절이 약해진 상태이기 때문에 특히 주의가 필요하다.

정확한 진단을 위해 병원을 찾아 검사를 받은 지혜 씨. 먼저 엑스레이 검사 결과, 심하지는 않지만 척추가 한쪽으로 휘어 있는 척추측만을 확인할 수 있었고, 양쪽 골반의 높이에 차이가 있었다. 오른쪽 골반이 더 높다 보니 이를 상쇄하려고 오른쪽 어깨까지도 올라가 있는 상태였다. 거울을 봤을 때 쇄골 높이가 다르거나 옷을 입었을 때 한쪽 어깨가 자꾸 처진다면 골반부터 문제가 생겼을 가능성이 크다.

등척성 근력 측정과 관절 가동 범위 측정에서도 문제점이 발견되었다. 통증 때문에 충분한 근력이 나오지 않고 특히 왼쪽 근력이 오른쪽 근력보다 현저히 떨어져 있음을 확인할 수 있었다. 관절의 가동 범위 역시 오른쪽은 50도, 왼쪽은 35도로 오른쪽보다 왼쪽이 떨어져 있었다.

통증을 버틸 수 있는 가장 좋은 방법이 운동이라고 생각한 지혜 씨는 일주일에 2회, 2시간씩 풋살을 한다. 스트레스를 해소한다는 목적도 있지만 지금이라도 운동을 하자라는 생각에서 시작했다. 그런데 이상하게도 운동을 하는 날은 골반 통증이 더 심해진다고 한다. 재활의학과 윤승현 교수는 몸을 좌우로 흔들며 공을 몰거나 급격하게 방향을 전환하는 등 비교적 강도 높은 운동이 약해진 골반 관절에 더욱 부담됐을 것이라고 말한다. 즉, 골반 통증을 줄이기 위해 시작한 운동이 오히려 통증 악화의 원인이 된 셈이다.

---

**명의가 말하다**

## 출산 후 무리한 운동은 금물

**재활의학과** 윤승현 교수

출산 후에는 시간이 지나면서 골반이 자연스럽게 출산 전의 모양대로 돌아옵니다. 그런데 이렇게 골반이 느슨한 상태에서 너무 과도한 운동, 스트레칭을 하게 되면 회복되는 기간이 오히려 길어지고 심지어는 잘 회복되지 않을 수도 있습니다. 그래서 출산 후 과한 운동은 골반 통증의 장기화를 유발할 수 있습니다.

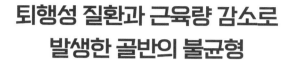

# 퇴행성 질환과 근육량 감소로 발생한 골반의 불균형

5년째 골반 통증을 앓고 있는 50대 중반 김순영 씨는 남편의 성화에도 버리지 않고 유일하게 남겨 둔 운동 기구가 있다. 일명 '거꾸리'라고 불리는 운동 기구다. 기구에 누워 물구나무서듯 누워 있으면 잠시나마 고통에서 해방되는 기분이다.

반대로 손을 쓸 수 없을 만큼 골반 통증이 최고조에 달할 때도 있다. 머리를 감거나 걸레질을 하는 등 특별할 것 없는 일상 속에서 극심한 통증이 느껴질 때가 점점 더 잦아지고 있다.

"한번은 집에서 주저앉았는데 일어서지를 못해서 울었어요. 이러다가 내가 정말 앉은뱅이 되는 거 아닌가 싶어서 두렵더라고요."

시간이 갈수록 버거워지는 일상. 늘 하던 일상생활인데, 시간이 갈수록 왜 힘들어질까? 5년 전, 무릎 통증으로 수술을 받았던 김순영 씨는 수술하기 전까지 포함하면 약 15년 정도 무릎이 부을 정도로 아팠다. 수술한 이후에도 무릎 통증은 여전히 남아 있다. 무릎의 통증으로 인해 대칭적으로 걷는 것이 어려워 골반 통증이 심해진 것은 아닌지 전문가를 찾아 정밀 검진을 받아보기로 했다.

엑스레이 검사 결과, 척추가 약간 휜 것을 확인할 수 있었다. 근력 통증 유발 예민도 검사에서는 왼쪽 6파운드, 오른쪽 12파운드로 왼쪽에서 더 쉽게 통증을 느끼는 것으로 나타났다. 등척성 근력 측정 검사에서는 왼쪽 16파운드, 오른쪽 21파운드로 왼쪽 엉덩이 근력이 떨어진 모습을 보였고, 고관절 가동 범위 측정 검사에서는 왼쪽 신전 18도, 오른쪽 신전 28도로 왼쪽이 더 좁은 가동 범위를 보였다.

오랜 기간 왼쪽 무릎의 통증이 지속되었고, 수술 후에도 크게 나아지지 않아 왼쪽 다리를 잘 안 쓰게 된 것이 근육의 불균형을 가져온 것이다. 일반적인 보행에서는 걸을 때 엉덩이 근육이 앞으로 밀어 주는 역할을 해야 한다. 하지만 무릎에 통증이 있으면 무릎을 지지할 때 통증이 두려워 엉덩이 근육을 적절히 사용하지 않게 된다. 이런 보행 패턴이 반복되면 엉덩이 근육, 즉 대둔근의 근력 약화가 뚜렷해진다. 여기서 그치는 것이 아니고 대둔근의 근력 약화 때문에 골반의 비대칭이 더욱 악화되기도 한다.

골반의 불균형에서 비롯되는 통증은 처음에는 견딜만 해도 나이가 들면서 점차 심해진다. 젊을 때는 골반의 불균형이 있어도 근육량이 많아서 골반의 통증을 상쇄해 주는 역할을 한다. 하지만 나이가 들면서 운동량이 줄어들게 되면 그동안 골반의 불균형을 잡아 줬던 근육량이 감소하면서 통증이 발생할 수도 있다.

# 급격한 체중 증가와 나쁜 자세로 발생한 골반의 불균형

1년 사이 20kg 넘게 체중이 증가했다는 30대 중반 성수연 씨. 체중에 따라 골반 통증의 정도에도 차이를 보였다고 한다. 체중의 변화는 골반에 어떤 영향을 준 걸까?

재활의학과 윤승현 교수는 "체중이 증가하면 당연히 골반에 가해지는 힘도 커지게 된다"라고 말한다. 체중이 증가하면 걸을 때마다 충격 전달이 커지기 때문에 고관절을 잡아 주는 근육이 더 발달한다. 체중이 서서히 증가하는 경우라면 우리 몸도 거기에 적응하기 때문에 근육량이 서서히 늘어나 골반 통증이나 몸의 불균형을 막을 수 있다. 하지만 체중이 급격하게 증가할 때는 근육량이 빠르게 늘어나기 어려워 골반 불균형이 생기기 쉽고 엉덩이 한쪽에 통증이 오거나 허리 통증이 나타나기도 한다.

성수연 씨가 추측하는 골반 통증이 심해진 또 다른 원인은 짝다리를 짚는 습관이다. 한쪽 다리에만 체중을 싣고 서는 습관은 일상이 된 지 오래다. 자신도 모르게 짝다리를 짚은 채로 설거지를 하고 나면 골반에서 오는 불쾌한 느낌을 지울 수 없다고 한다. 수연 씨의 추측대로 짝다리 짚기가 정말 골반에 무리를 주는 걸까?

짝다리를 짚으면 한쪽 다리에 더 많은 힘을 주고, 골반은 당연히 힘을 주는 쪽으로 쏠리게 된다. 그렇게 되면 양쪽 고관절에 문제가 되는 것뿐만 아니라 근육도 비대칭적으로 사용하기 때문에 골반의 불균형을 유발할 수밖에 없다.

골반 통증으로 일상의 불편함을 겪는 성수연 씨 역시 동일한 검사를 진행했다. 엑스레이 검사상 좌우 골반 크기가 차이 나 보일 정도로 골반이 틀어져 있었다. 근력 측정 결과, 근육의 문제도 나타났다. 대둔근에 통증 유발점이 있어서 그 근육을 쓸 때마다 통증이 느껴졌을 것이라는 전문가의 의견이다. 특히 왼쪽보다 오른쪽 통증에 약 2배 더 예민하게 반응한 것으로 나타났다. 이는 왼쪽 엉덩이에 비해 오른쪽 엉덩이 근력이 떨어진다는 것을 의미한다. 또한 고관절 가동 범위 역시 오른쪽이 더 좁게 나타났다.

골반은 다리로부터 오는 충격으로부터 몸을 지지하는 역할을 하는데, 한쪽 근육의 불균형이 오면 그쪽 다리를 지지할 수 있는 능력을 상실하게 된다. 그렇게 되면 약한 골반 쪽의 힘을 지지하기 위해서 보상 작용이 발생한다. 즉, 약한 골반 쪽 신체 움직임을 줄이거나 인대를 손상하면서까지 지지한다. 그래서 비대칭이 발생하면 한쪽 골반에 통증이 오기 쉽다.

**명의가 말하다**

## 최악의 자세, 비대칭 자세

**재활의학과** 윤승현 교수

골반 통증에 가장 안 좋은 자세는 비대칭을 유발하는 자세입니다. 의자에 앉을 때 비스듬히 앉거나, 다리를 꼬고 앉거나, 서 있을 때 짝다리를 짚는 등 몸을 한쪽만 쓰는 것은 좋지 않습니다. 한 가지 더, 아무리 좋은 자세라도 같은 자세로 장시간 있는 것은 좋지 않습니다. 한 자세로 오래 있으면 근육이나 인대, 힘줄에 지속적으로 부하가 걸리기 때문에 통증이 생길 수 있습니다. 올바른 자세라 하더라도 가급적 30분에 한 번씩은 가벼운 스트레칭을 하고 자세를 바꿔 주는 게 좋습니다.

# 골반 주변 근력 강화와
# 나쁜 자세 개선이 필수다

　골반 통증으로부터 해방되기 위해서는 2가지 원칙을 반드시 따라야 한다. 첫 번째 원칙은 골반 주변 근력을 강화하는 것이다. 사례자 3명의 골반 통증은 골반을 둘러싼 근육의 불균형 때문에 생긴 것이다. 골반 근육의 불균형은 결국 근력 저하로 이어질 수밖에 없다. 따라서 골반 통증 치료 중 가장 중요한 것은 골반 주변의 근력, 특히 엉덩이 근력의 강화다. 두 번째 원칙은 일상생활 중에서 반복하고 있는 나쁜 자세를 개선하는 것이다. 생활 습관 속에 안 좋은 자세가 어떤 것들이 있는지 확인하고 교정하는 것이 필요하다.

　골반 통증에 영향을 준 사례자들의 잘못된 생활 습관을 파악하고,

일대일 교정에 나선 자세 전문가 송영민 소장. 먼저 골반 통증으로 고생하는 와중에도 쌍둥이 육아에 최선을 다하던 정지혜 씨의 자세를 살펴보았다. 지혜 씨는 아이를 안을 때 특히 힘들어 보였는데, 배를 약간 내밀고 허리를 심하게 젖힌 상태로 아이를 안고 있었다. 배를 내밀고 아이를 안는 자세는 고관절 앞쪽 인대를 늘리는 자세다. 인대가 늘어난 상태에서 아이의 무게로 인해 스트레스가 더해지면서 힘줄만으로 버티고 있는 상태가 되는 것이다.

골반의 부담 없이 아이를 안는 방법은 다음과 같다. 우선, 한쪽 무릎을 땅에 붙인 뒤 허리를 펴고 아이의 엉덩이를 팔로 받친다. 그리고 아이를 몸에 가깝게 밀착시키면서 하체의 힘을 이용해 일어난다. 아이를 안은 후에도 발을 넓게 벌리고 엉덩이와 아랫배 근육에 힘을 주고 바른 자세를 유지하면 고관절과 골반의 스트레스를 줄일 수 있다.

육아로 바닥 생활을 피할 수 없었던 지혜 씨. 양반다리는 고관절이나 골반의 비틀림이 발생해 스트레스를 많이 받는 자세다. 양반다리를 하고 바닥에 앉아야 하는 상황이라면 쿠션을 이용해 엉덩이 높이를 올린다. 이 자세 역시 고관절을 어느 정도 압박하는 자세지만 스트레스를 훨씬 줄일 수 있다. 또한, 발과 무릎보다 골반이 위로 올라가면서 무게 중심이 앞으로 쏠려 허리를 펴고 앉기도 쉽다.

머리를 감을 때 쪼그려 앉거나 몸을 앞으로 숙이면 허리와 골반 통증이 극심하게 나타난다는 김순영 씨의 자세도 살펴봤다. 쪼그려 앉는 자세는 골반의 안정성이 떨어져 고관절과 골반에 스트레스를 유발한다.

되도록 샤워하면서 서서 머리를 감는 게 가장 좋다. 하지만 머리만 감아야 할 상황이라면 서 있는 자세를 조금 편안하게 만드는 것이 좋다. 서 있는 자세에서 자신보다 앞쪽에 의자를 두고 그 위에 한쪽 발을 올려 몸이 무너지지 않게 지지한다. 의자에 올린 다리와 바닥을 지지한 다리가 대각선상에 위치하게 만든 다음, 그 상태로 허벅지 근육에 힘을 주며 천천히 허리를 숙여 머리를 감는다. 이렇게 하면 체중이 왼발과 오른발로 분산되기 때문에 훨씬 안정감을 느낄 수 있다. 단, 안전을 위해 미끄럽지 않은 발 받침대를 이용하고 받침대를 벽에 붙여서 사용할 것을 추천한다.

마지막으로 성수연 씨가 설거지하는 모습도 살펴보았다. 싱크대 쪽에서 한발 물러서서 아무 데도 몸을 기대지 않고 상체를 숙이고 있는 수연 씨. 이 상태에서 설거지를 하면 온전히 골반과 허리가 스트레스를 감당해야 한다. 따라서 싱크대 쪽에 몸을 밀착시키고 지압판 같은 받침대를 이용해 한쪽 뒤꿈치를 살짝만 올린다. 뒤꿈치는 꼭 한쪽만 받칠 필요는 없다. 발을 넓게 벌려 양쪽 뒤꿈치를 받쳐도 되고 한 쪽씩 번갈아 가면서 받쳐도 된다. 뒤꿈치를 받치면 자연스럽게 허벅지도 올라가게 되는데, 이때 우리 근육을 싸고 있는 근막이 위쪽으로 느슨해지고 골반을 앞으로 기울어지게 도와 스트레스를 줄여 준다.

평소 슬리퍼를 신고 걷는다는 수연 씨. 슬리퍼를 신으면 발을 찰 때 슬리퍼가 앞으로 날아가지 않게 하려고 발이 경직되면서 중간에 툭 떨어뜨리게 된다. 발목을 발등 방향으로 꺾지 못하는, 풋 드롭foot drop이라는 움직임이 발생하는 것이다. 이런 움직임이 반복되어 스트레스가 누적되면 결국 골반이나 무릎의 불편함으로 나타나게 된다.

우리가 걸을 때 체중이 땅을 누르면 땅도 내 몸을 밀어내는 '지면 반발력'이 생긴다. 그 힘을 우리 온몸으로 어떻게 분산시키느냐가 걷기에서 굉장히 중요하다. 올바른 걸음걸이는 뒤꿈치 중앙에서 발바닥 중간, 엄지발가락 순서로 3번의 터치가 일어나야 한다. 또한 골반의 스트레스를 줄이기 위해 골반을 부드럽게 유기적으로 움직이는 게 중요하다. 방법은 어렵지 않다. 보폭을 반 뼘 정도만 더 늘려 주면 된다. 다리를 앞으로 좀 더 뻗는다는 느낌으로 걷다 보면 걸음의 박자가 길어지면서 머리가 수직으로 오르락내리락하는 것을 볼 수 있다. 골반에 무리가 가지 않는 보행 방법이니, 의식하면서 걷는 연습을 하는 것이 좋다.

**— 명의가 말하다 —**

# 골반에 무리가 가지 않게 하려면

**재활의학과 윤승현 교수**

골반에 무리가 되지 않는 자세는 골반의 중립 자세입니다. 골반의 중립 자세를 만들기 위해서는 허리를 곧게 세워 요추의 전만(앞으로 볼록하게 굽은 척추 배열 양상)을 만드는 것이 중요합니다. 이러한 자세를 하면 골반이 자연적으로 허리와 함께 중립 자세를 유지해 스트레스가 적은 자세를 만들 수 있습니다.

# 2주간의
# 골반 통증 탈출 프로젝트

    골반 통증으로부터 탈출하기 위해서는 생활 습관 교정에 이어 3가지 운동법을 실시해야 한다. 먼저 다리 길이에 차이가 있는 경우, 골반의 불균형을 감소시켜 기능적 다리 길이를 회복해야 한다. 척추의 아랫부분인 천골과 골반(장골)이 만나는 부위의 관절을 천장관절이라고 하는데, 이 천장관절을 회전축으로 골반이 앞으로 기울어지면 고관절의 위치는 천장관절보다 앞쪽 아래에 위치하기 때문에 기능적으로 내려오게 된다. 그래서 골반이 앞으로 기울어진 쪽은 허벅지 뼈가 기능적으로 내려가서 다리가 길다고 느껴진다. 그러나 이는 골반 불균형으로 야기되는 다리 길이 차이다. 이러한 다리 길이 차이를 교정하기 위해 수건 교정 스트레칭부터 진행한다.

수건 교정 스트레칭은 근육 불균형으로 기울어진 골반을 반대로 기울어지게 만들면서 근육 불균형과 골반의 불균형을 해소하는 목적으로 실시하는 것이다. 이 방법은 한쪽으로만 다시 기울이는 것이기 때문에 다리 길이가 같아지거나 골반의 균형을 어느 정도 회복한 상태에서는 지속하지 않는 것이 좋다. 수건 교정 스트레칭을 할 때는 전문가의 도움을 받는 것이 좋다.

두 번째는 골반의 안정화를 위한 등척성 근력 운동이다. 등척성 근력 운동은 근육 길이는 변하지 않고 힘을 주는 운동이다. 골반이 불편하거나 통증을 느끼는 사람들도 안정적으로 할 수 있는 좋은 근력 운동이다.

마지막으로 밴드를 이용한 브릿지 운동은 골반 통증 탈출에 가장 중요한 운동이다. 브릿지 운동은 엉덩이 근육과 허벅지 근육을 단련해 골반의 안정화와 통증 해소에 효과적이다. 브릿지 운동 시 엉덩이 근육을 수축하면 고관절은 외회전한다. 골반 통증을 호소하는 이들은 대부분 고관절이 내회전된 경우가 많다. 즉, 엉덩이 근육을 제대로 쓰고 있지 못하고 있다는 뜻이다. 브릿지 운동을 통해 엉덩이 근육을 활성화하면 고관절도 외회전시킬 수 있고, 엉덩이 근육을 골고루 단련할 수 있다. 골반 통증이 있는 사람이라면 무조건 단련해야 하는 근육이 바로 엉덩이 근육임을 명심해야 한다.

## 2주 리프레시
## 골반 운동법 ①

**1  골반의 균형을 회복하는 수건 교정 스트레칭**  ▶ 00:10~

> **Tip**  골반 균형을 회복시킨 다음 근력 강화 운동으로 넘어가는 것이 더 효과적이기
>
> 때문에 수건 교정 스트레칭을 가장 먼저 하는 것이 중요하다.

## 2주 리프레시
## 골반 운동법 ②

**2  청소대를 이용한 등척성 근력 운동**  ▶ 00:09~

> **Tip**  다리를 아래로 밀 때는 허벅지 뒤쪽 근육과 엉덩이 근육에 힘이 들어가고, 다
>
> 리를 가슴 쪽으로 당길 때는 허벅지 앞쪽 근육과 허리 근육에 힘이 들어가야 한다.

**3  밴드를 이용한 브릿지 운동**  ▶ 03:05~

> **Tip**  밴드의 탄력을 느끼며 운동을 진행해야 효과적이다.
>
> **Tip**  허벅지보다 엉덩이 아래쪽 근육과 골반 옆쪽 근육에 핵심적으로 힘을 줘야 한다.

# 2주 생활 습관 교정과
# 골반 통증 탈출 운동법 이후의 변화

사례자들은 2주 동안 골반의 안정화를 돕는 운동과 교정받은 생활 습관을 이어갔다. 송영민 자세 전문가와 꾸준히 소통하며 솔루션 기간을 보낸 3명의 사례자에게 어떤 변화가 기다리고 있을까? 떨리는 마음으로 다시 찾은 병원.

"첫날에는 솔직히 아무런 변화가 없었거든요. 3일 차 됐을 때 제가 좋아진 거를 확 느낀 게 '어머! 나 지금까지 진통제를 안 먹었네'라고 그때 딱 느낀 거예요."

골반에 오히려 무리가 됐던 운동을 최소한으로 하고 생활 습관을 교정하면서 스트레칭과 근력 운동으로 2주를 보냈다는 정지혜 씨. 검사 결과 척추측만이 조금 감소했다. 자세 교정을 꾸준하게 진행하면 시간에 따라 더욱 달라진 모습을 기대할 수 있을 것이다. 근력 측정 결과 역시 왼쪽 엉덩이 근력이 8.9파운드에서 36.5파운드로 큰 변화를 보였다. 첫 검사에서는 현재와 비교도 안 될 만큼 낮은 수치였다. 관절 가동 범위도 35도에서 46도로 10도 이상 의미 있는 변화를 보였다. 무엇보다 본인이 느끼는 통증 정도가 많이 줄었다는 것은 매우 긍정적인 결과다.

일상에서 통증을 많이 느꼈던 김순영 씨 역시 놀라운 변화를 보였다. 골반에 부담을 줄이는 자세들을 하다 보니 몸 전체의 골격이 달라진 것이다. 이전 검사에서는 일자목도 있었고 척추의 만곡도 거의 사라진 상태였는데, 경추를 포함한 척추의 만곡이 거의 정상으로 돌아왔다. 골반의 불균형은 골반만의 문제가 아니다. 몸의 자세를 바로 하고 골반의 불균형을 교정하면 척추가 바로 서면서 몸 전체의 골격이 좋아진다.

다른 검사에서도 큰 변화를 보였다. 눌렀을 때의 압통 정도를 보는 근력 통증 유발 예민도 검사에서 왼쪽 엉덩이 수치가 6파운드에서 16파운드까지 증가했다. 이전에는 살짝만 눌러도 아팠는데 지금은 더 세게 눌러야 통증이 느껴진다는 결과다. 이 외에 등척성 근력 검사에서는 약했던 왼쪽 엉덩이 근력이 약 12파운드 이상 상승했고, 고관절 가동 범위에서는 왼쪽 신전이 10도 이상 넓어졌다. 근육과 인대가 예민해져서 관절을 꽉 잡고 있었는데 그런 통증 유발점들이 사라지니 관절이 훨씬 더 부드러워진 결과다.

급격한 체중 증가로 골반 통증에 시달렸던 성수연 씨. 2주 만에 덜 먹고 조금 더 움직이면서 3kg 이상 체중을 감량했다. 근력 통증 유발 예민도 검사 결과 통증에 대한 예민도가 8파운드에서 11파운드로 증가했다. 즉, 통증이 조금 덜 느껴진다는 긍정적인 결과다. 뒤이어 등척성 근력 검사도 진행해 보았다. 그런데, 근력은 전보다 떨어졌고 고관절 가동 범위 역시 15도 정도 줄어들었다. 어떻게 된 일일까?

운동 효과가 있으려면 하루에 최소한 30~40분 정도 운동을 진행해야 한다. 하지만 성수연 씨는 각 운동을 2분 미만으로 진행했기 때문에 운동 효과를 기대하기는 힘들었다. 그러나 본인이 느끼는 통증이 줄어든 이유는 이전에 해오던 생활 습관이 너무 좋지 않았기 때문에 약간의 생활 습관 교정만으로도 통증이 줄어든 것이다. 또한 체중 감량도 통증 감소에 많은 영향을 미쳤다. 체중만 줄여도 관절이나 근육에 걸리는 부하를 크게 줄일 수 있기 때문이다. 하지만 통증이 감소된 상태를 잘 유지하려면 근력 강화 운동을 반드시 시행해야 한다.

# 누구나 골반 통증에서 탈출할 수 있다

## 1  골반은 내 몸의 주춧돌이다

골반은 척추와 다리를 잡아 주고, 허리를 지지해 준다. 척추를 우리 몸의 기둥이라고 한다면, 골반은 기둥 아래쪽에 자리한 주춧돌이라고 할 수 있다. 골반의 불균형이 생기면 척추가 틀어지고 심한 경우 디스크에 문제가 생길 수 있다.

## 2  골반 통증은 골반의 불균형에서 비롯된다

골반 통증은 안 좋은 자세를 반복하거나 몸의 한쪽 근육만을 과도하게 사용하면서 골반의 불균형이 발생하면서 나타난다.

### 3 근본적 원인을 해결해야 한다

근본적 원인을 해결하지 않고 약물치료에만 의존해서는 안 된다. 통증을 유발하는 원인을 찾아 적극적으로 교정하고 개선해야 한다.

### 4 출산 후에 너무 무리한 운동을 하는 것은 피한다

릴렉신이라는 호르몬은 임신 5개월부터 체내 분비량이 급격히 증가하고 출산 후 3개월이 지나면 점차 감소하는 형태를 보인다. 이 기간 내에는 골반 관절과 인대가 약해진 상태이기 때문에 무리한 운동이나 안 좋은 자세를 피해야 한다.

### 5 나이 들수록 근력 운동을 해야 한다

젊을 때는 골반의 불균형이 있어도 근육량이 많아서 골반의 통증을 상쇄해 주는 역할을 한다. 하지만 나이가 들면서 운동량이 줄어들면 그동안 골반의 불균형을 잡아 줬던 근육량도 감소하면서 통증이 생기는 경우도 있다.

### 6 골반 통증을 이겨내기 위해서 엉덩이 근력 운동은 필수다

엉덩이 근육, 특히 대둔근과 중둔근의 근력이 떨어지면 골반의 비대칭이 더욱 악화된다. 골반의 비대칭은 곧 골반 통증으로 이어지기 때문에 엉덩이 근력을 키우는 것이 가장 중요하다.

## 7  급격한 체중 증가를 막아야 한다

체중이 급격하게 증가할 때는 근육량이 빠르게 늘어나기 어려워 골반 불균형이 생기기 쉽고 엉덩이 한쪽에 통증이 오거나 허리 통증이 나타나기도 한다. 꾸준한 운동과 생활 습관 교정으로 체중을 관리하는 것도 골반 통증을 줄일 수 있는 방법이다.

## 8  매일 반복하는 안 좋은 자세를 반드시 교정해야 한다

골반 통증을 호소하는 이들은 대부분 일상에서 안 좋은 자세를 반복한다. 짝다리 짚기, 다리 꼬기, 양반다리, 슬리퍼 신고 걷기, 한쪽으로만 물건 들거나 가방 메기, 모니터를 정면이 아닌 방향으로 놓고 컴퓨터 작업하기, 장시간 같은 자세로 앉아 있기 등은 모두 골반의 불균형을 부르는 자세들이다.

우리 몸을 건축물이라고 한다면 척추는 기둥에 해당한다. 기둥이 약하면 건물은 금방 무너지고 기둥이 기울어져 있으면 건물도 기울어질 것이다. 하천에 놓인 다리를 오래 쓰려면 과적 차량을 막아야 하고, 교각을 튼튼하게 보강해야 한다. 척추 건강도 마찬가지다. 과적 차량을 막는 것은 바른 자세를 유지하는 것이고, 교각을 보강하는 작업은 운동에 해당한다. 바른 자세를 습관화하고 호흡, 스트레칭, 근력 및 코어 운동을 골고루 실천한다면 건강한 척추로 오랫동안 인생을 즐길 수 있다.

# 3장

## 척추측만증,
### 당신의 척추는
### 몇 도입니까?

# 우리 몸의 기둥, 척추

척추는 목을 지지하는 경추와 등을 받쳐 주는 흉추, 허리뼈인 요추 등으로 이루어져 있다. 옆에서 볼 때는 S자, 앞에서 볼 때는 일직선이어야 한다. **척추가 10도 이상 휘어 몸이 좌우로 기울거나 돌아가 변형되는 증상을 척추측만증이라고 한다.**

척추가 휜 각도가 30도를 넘어서면 골반, 어깨, 몸통의 틀어짐이 외적으로 두드러진다. 그뿐만 아니라 척추 주변의 근육과 인대가 틀어져 통증이 발생할 가능성이 커진다. 이러한 불균형이 오랜 기간 지속되면 또래보다 디스크나 협착증이 생기는 시기가 당겨지기도 한다. 측만각도가 50도나 60도를 넘어서는 심한 측만이 되면 호흡 문제도 생길 수

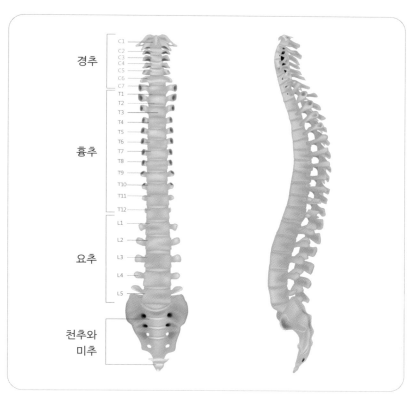

**척추의 구조**
정면에서 바라본 척추(좌)와 옆에서 바라본 척추(우)

있다. 갈비뼈가 뒤틀리면서 흉곽과 폐가 찌그러질 위험이 있기 때문이다. 이런 상태를 제한성 폐질환이라고 하는데, 폐활량이 줄어들어서 심각한 합병증을 유발할 수 있다.

척추측만증은 크게 기능성 측만과 구조적 측만으로 나눌 수 있다. 기능성 측만은 자세 이상이나 근육의 불균형으로 발생하기 때문에 바른 자세나 운동만으로도 교정할 수 있다. 하지만 구조적 측만은 유전 또는 특발성(원인불명)으로 뼈의 변형이 동반되며 발생하기 때문에 특별한 치료 없이는 교정이 불가능하다.

척추측만증의 치료 방법으로는 크게 수술, 보조기 착용, 운동과 자세 교정을 꼽을 수 있다. 우선 구조적 측만의 각도를 교정하는 치료 방법은 수술밖에 없다. 척추측만증 수술은 수십 개에 달하는 척추뼈에 하나하나 나사를 박고 금속 봉으로 휘어진 척추를 다시 세우는, 그야말로 대수술이다. 주로 50도 이상의 심한 각도에서 시행을 고려한다.

구조적 측만에 속하는 특발성 측만증 환자 중에서 성장기에 있는 경우라면 각도가 커지는 것을 막는 것이 가장 중요하다. 따라서 20도 이상의 측만각을 가지고 있다면 보조기 착용을 반드시 고려해야 하고, 보조기는 성장이 끝나는 시기까지 적용해야 한다.

마지막으로, 기능성 측만에 대해서는 운동과 자세 교정으로 측만각도를 개선할 수 있다. 그러나 구조적 측만의 각도를 줄이거나 유지하는 효과는 기대하기 어렵다. 그럼에도 불구하고 운동을 꾸준히 해야 하는 이유는 존재한다. 구조적 측만이 있다면 골반이 틀어지거나 다리 길이에 차이가 나는 등 신체 불균형이 생기게 된다. 이러한 불균형이 또다시 척추측만증의 원인이 되기 때문에 대부분의 경우 구조적 측만과 기능성 측만이 동반되어 있다. 따라서 어떠한 종류의 측만이라도 운동과 자세 교정을 통해 증상을 개선하고 악화를 예방하는 노력이 필요하다.

우리 몸을 건축물이라고 한다면 척추는 기둥에 해당한다. 기둥이 약하면 건물은 금방 무너지고 기둥이 기울어져 있으면 건물도 기울어질 것이다. 하천에 놓인 다리를 오래 쓰려면 과적 차량을 막아야 하고, 교각을 튼튼하게 보강해야 한다. 척추 건강도 마찬가지다. 과적 차량을 막는 것은 바른 자세를 유지하는 것이고, 교각을 보강하는 작업은 운동에 해당한다. 바른 자세를 습관화하고 호흡, 스트레칭, 근력 및 코어 운동을 골고루 실천한다면 건강한 척추로 오랫동안 인생을 즐길 수 있다.

─ 명의가 말하다 ─

## 척추 관리는 일상적으로

**재활의학과** 박중현 교수

경미한 척추측만은 치료의 대상이 아닐 수 있습니다. 그러나 측만 자체가 나쁜 자세나 습관을 유발할 수 있기에 항상 바른 자세, 바른 습관, 꾸준한 운동을 통해 척추 관리를 하는 게 건강에 도움이 됩니다. 특히 자라나는 청소년 가운데 측만이 심해지고 있는 경우라면 적절한 치료, 즉 보조기나 운동을 병행하는 방법이 필요합니다.

## 나쁜 자세로 발생하는 기능성 측만

"어깨가 너무 뻐근하고 특히 골반은 앉으나, 서나, 누워 있으나 다 불편해요. 페트병이 있으면 뚜껑을 삐뚤게 닫은 느낌? 그 상태로 계속 살아가는 느낌이 들어요."

9년 차 피디지만 이번엔 간절한 사례자의 마음으로 출연을 결심했다는 30대 중반 이민주 씨. 촬영에 바쁘고 편집에 쫓기는 게 피디의 일상. 편집실에서 꼿꼿한 자세를 취하고 일을 시작하지만, 어느새 자세는 흐트러지고 몸 이곳저곳이 찌뿌둥하다. 그럴 때면 옥상에 나와 스트레칭을 한다. 요가로 다져진 민주 씨의 몸은 꽤 유연한 편이다. 하지만 운동을 안 한 채 잠자리에 들면 경사진 곳에서 자는 것 같은 불편한 느낌과 통증에 시달린다고 한다. 30대에 벌써 잠 못 이루는 통증에 시달린다는 민주 씨는 집에서도 틈만 나면 요가와 명상으로 귀하신 몸을 만든다. 빠듯한 일정을 소화하려면 마냥 몸만 생각할 수도 없는 노릇이고, 항상 바른 자세를 유지하는 것도 한계가 있다. 5년 전, 교통사고를 당한 후 이런저런 검사를 하다 척추가 휘어 있다는 걸 알게 된 민주 씨. 이런 불편함은 다 척추측만 때문일까?

교재를 제작하는 곳에서 일하는 심수호 씨는 그야말로 엉덩이가 납작해질 정도로 앉아 있는 시간이 길다. 올해 허리 통증으로 병원을 찾았는데, 그때 척추측만증이라는 걸 알게 됐다.

"처음에는 담이 걸린 줄 알았어요. 한 3~4일 있으면 나아졌는데, 전혀 나아지지 않고 오히려 엉금엉금 기어다녀야 할 정도로 걷지를 못할 정도였어요."

직장인들이 손꼽아 기다리는 점심시간. 허리 통증이 심한 수호 씨는 밥을 먹는 대신 눕는 것을 택한다. 회의실에서 불편한 의자를 침대 삼아 누워 보지만 누가 봐도 허리에 더 무리가 갈 것 같은 자세다.

두 사례자의 척추가 얼마나, 왜, 휘었는지를 알아보기 위해 다양한 검사를 진행했다. 우선 민주 씨의 엑스레이 결과 측만각은 27도로 중등도에 해당하는 척추측만증이 있는 것으로 확인되었다. 그런데 척추만 휜 게 아니었다. 골반이 같이 틀어지면서 한쪽 골반이 12도나 올라가 골반 불균형도 심각한 상태였다.

척추는 그 자체가 회전을 하면서 3차원 변형이 발생한다. 척추가 좌우로 회전돼서 돌아가기 때문에 척추와 연결된 골반도 당연히 틀어질 수밖에 없다. 거기에 좋지 않은 자세 등으로 근육 불균형이 더해지면 골반이 더 많이 틀어질 수도 있다. 장시간 편집뿐 아니라 몸을 쓰는 일도 많은 민주 씨는 나쁜 자세가 몸의 불균형을 더욱 악화시킨 것이다.

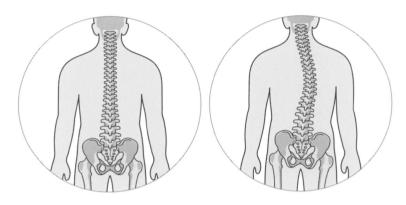

**정상적인 척추의 모습(좌)과 척추측만증 환자의 척추(우)**
척추가 휘면 골반 등 전체적으로 몸의 불균형이 심화된다.

몸의 대칭을 확인해 보는 아주 쉬운 방법이 있다. 눈을 감고 평소처럼 걸어 보자. 곧은 방향으로 걷지 못하고 한쪽으로 치우친다면 몸의 불균형이 있다는 뜻이다. 척추측만증이 없다면 눈을 감고도 곧은 방향으로 걸을 수 있다. 중등도의 척추측만증이 있는 민주 씨는 한쪽으로 점점 치우쳐 걷는 것이 확인되었다.

다음은 수호 씨의 엑스레이 결과를 확인할 차례다. 측만각이 10도에 불과한 수호 씨의 엑스레이 사진. 극심한 통증에 비하면 그야말로 대반전이다. 하지만 수호 씨는 40도 정도가 정상인 요추전만 각도가 20도 정도밖에 되지 않아 전반적으로 척추가 뻣뻣한 게 문제였다. 유연성이 떨어져 있다 보니 작은 충격에도 크게 상처를 받을 수 있는 몸 상태다.

── 명의가 말하다 ──────────────────────

## 척추측만증의 원인

**재활의학과** 박중현 교수

많은 사람이 자세 때문에 척추측만증이 발생한다고 생각하는데, 반은 맞고 반은 틀린 이야기입니다. 특발성 측만증은 유전적 원인에서 비롯된다는 것이 현재 정설입니다. 따라서 '자세 때문에 구조적 측만, 즉 특발성 측만이 발생한다'라는 말은 틀린 말입니다. 하지만 자세가 좋지 않으면 골반이 틀어지게 되는데, 골반 틀어짐은 기능성 측만의 원인이 되기 때문에 일부는 맞는 말이 되기도 합니다. 특발성이든 기능성이든 척추가 휘어져 보이는 40도 정도가 정상인 요추전만 각도가 측만증에 도움이 됩니다.

# 명확한 원인 없이 나타나는
# 특발성 측만증

"의자에 오래 앉아 있으면 허리랑 등, 나중에는 발목까지 아파요."

여섯 살쯤 엑스레이를 찍고 척추측만증이 있다는 것을 알게 되었다는 열한 살 효진이. 5년이 지난 지금, 오히려 한눈에 봐도 기울어져 있는 척추와 거북목까지 확인할 수 있었다.

구조적 측만에 해당하는 특발성 측만증은 10대가 시작되는 초등학교 5~6학년 시기에 꼭 점검해야 한다. 처음부터 병원에 갈 필요는 없다. 한쪽 어깨가 올라가 있고 자세가 삐딱하다면 허리를 한번 숙여 보자. 양쪽 등 높이에 차이가 나는지 확인하는 전방 굴곡 검사는 간단하게 집에서 할 수 있는 측만 자가 진단법이다. 전방 굴곡 검사에서 이상이 있다면, 반드시 진찰받아 볼 것을 권한다. 특발성 측만증은 진행하는 병이고 시기를 놓치면 관리가 어렵기 때문에 조기 진단이 가장 중요하다. 구조적 측만의 80% 이상을 차지하고 있는 특발성 측만증. 특발성은 명확한 원인 없이 저절로 발생하는 성질을 가졌다고 해서 붙여진 병명이다. 최근에는 유전적 요인이 중요하다고 밝혀지는 추세다.

이외에도 구조적 측만에는 선천성 측만증, 신경근육성 측만증, 퇴행성 측만증 등이 있다. 선천성 측만증은 척추 모양에 선천성 기형이 있는 경우, 신경근육성 측만증은 뇌성마비나 근육병 같은 질환이 있을 때 발생한다. 퇴행성 측만증은 퇴행성 변화가 오랜 기간 진행하면서 척추뼈가 옆으로 무너지는 상태를 의미한다. 퇴행성 측만증은 디스크나 협착증이 이미 많이 진행된 상태에서 발견되는 경우가 흔하다.

성장기 특발성 측만증으로 보이는 효진이의 척추는 어떤 상태일까? 검사 결과는 충격적이었다. 측만각이 무려 32도에 달했다. 놀라운 사실은 한 가지 더 있었다. 흉추는 시계 반대 방향으로, 요추는 시계 방향으로 틀어져 있었다. 같은 척추에서 전혀 다른 방향이 관찰된 것이다. 즉, 수건을 비틀어 짜듯이 척추 위, 아래가 각기 다른 방향으로 틀어져 있는 상태라고 할 수 있다. 눈을 감고 걸었을 때도, 역시나 한쪽으로 많이 치우치는 것을 확인할 수 있었다.

주목해야 할 점은 같은 시간대에 사진을 찍었지만 서 있을 때와 누워 있을 때 각도 차이가 크다는 것이다. 서 있을 때 32도였던 측만각이 누워 있을 때는 22도로 측정되었다. 서 있을 때와 누워 있을 때 측만각에 차이가 발생하는 이유는 무엇일까? 요즘 10대들과 스마트폰은 뗄 수 없는 관계다. 거기에 공부까지 해야 하니, 불난 척추에 기름을 붓는 격이다. 평소 자세가 안 좋고, 기울어진 상태로 스마트폰을 보고, 침대에 누워 있는 자세도 좋지 않다 보니 구조적 측만에 기능성 측만이 10도 정도 더해진 것이라고 이해하면 쉽다.

앞으로도 척추가 더 자라야 하는 성장기의 효진이는 엄청나게 빠른 속도로 측만이 진행될 위험이 있다는 게 전문가의 의견이다. 그러나 운동과 자세만으로는 막을 수 없는 상황이라 보조기 착용이 필요하다. 실제로 보조기를 착용하자, 32도였던 효진이의 측만각이 25도로 뚝 떨어지는 것이 바로 확인되었다.

---

**명의가 말하다**

## 척추측만증의 마지노선

**재활의학과** 박중현 교수

척추측만증 각도에는 1차, 2차 마지노선이 있습니다. 1차 마지노선은 30도로, 통증이 증가하고 외관상 차이를 급격하게 느끼는 각도입니다. 2차 마지노선은 50도로, 수술을 피할 수 있는 마지막 기준입니다. 측만증을 처음 인지했을 때 이미 변형 각도가 크고 성장할 기간도 많이 남았다면 보조기 착용이 필요합니다. 특발성 측만증은 한 번 진행되면 각도가 좋아지는 법은 없습니다. 그래서 빨리 발견해서 1차, 2차 마지노선을 넘지 않도록 적절한 조치를 하는 것이 중요합니다.

# 척추 관리의 핵심은 바른 자세, 호흡, 스트레칭, 근력 및 코어 운동

책상에 앉아 공부하거나, 장시간 앉아서 업무를 보거나, 오랜 시간 스마트폰을 볼 때 자세가 무너지기 쉽다. 안 좋은 자세는 척추나 골반의 불균형을 초래하고, 기능성 측만 발생의 원인이 된다.

재활의학과 박중현 교수는 바른 자세를 유지하는 팁 하나를 권한다. 의자에 앉거나 물건을 들거나 하는 일상생활을 할 때 요추가 바나나라고 상상하는 것이다. 바나나가 부러질 수 있는 동작은 최대한 피한다. 자세를 취할 때 바나나가 부러지지 않도록 해야 한다는 생각을 자주 하다 보면 자연스럽게 바른 자세에 가깝게 된다는 것이다. 30분에 한 번 정도는 의자에서 일어나서 바나나 모양을 바르게 되돌린다고 생각하고 허리를 뒤로 10초 정도씩만 젖혀 주면 좋다. 바나나 생각하기, 30분마다 10초 허리 젖히기. 이 2가지만 기억해도 허리의 불편함이 현저하게 줄어들 수 있다.

바른 자세뿐만 아니고 앞으로 소개될 운동도 꾸준히 실천하자. 호흡, 스트레칭, 근력 및 코어 운동은 척추 관리에 있어서 커다란 '3대 축'이다. 이완, 유연성, 안정성으로도 표현할 수 있다. 이 3대 축은 비단 척추측만증뿐만 아니라 모든 척추 질환에 적용할 수 있다. 한 가지 운동만으로는 건강한 상태에 도달할 수가 없고, 반드시 3대 축의 균형을 이루는 것이 중요하다.

실제로 병원을 찾는 환자들에게 운동을 권하면 1가지 운동을 편식 수준으로 하는 경우가 많다고 한다. 어떤 환자는 스트레칭만 하고 또 어떤 환자는 오로지 걷기만 한다는 것이다. 음식도 골고루 섭취해야 하듯이, 운동도 골고루 해야 한다.

이번 프로젝트에서 하게 될 운동은 호흡, 스트레칭, 근력 및 코어 운동의 3대 축을 모두 포함하고 있는 운동이다. 편식하지 않는 운동 습관을 시작으로 평생 좋은 습관을 갖는 첫걸음이 되기를 기원한다.

# 2주 생생
# 척추 운동

 2주 생생 척추 운동은 척추를 위해 구성된 운동 프로그램이다. 측부 호흡법과 척추 운동으로 구성되어 있고, 척추 운동은 풀기, 교정 스트레칭, 코어 중심의 근력 강화 운동으로 이루어져 있다.

 척추측만증이 있으면 흉곽이 비틀어지고 폐가 찌그러져 있고 갈비뼈 사이 근육이 짧아져 있어 그 근육을 펴는 운동이 매우 중요하고 또 기본이 되어야 한다. 먼저 측부 호흡법은 코로 숨을 크게 들이마실 때 갈비뼈를 옆으로 늘리는 호흡법이다. 마치 접혀 있는 우산이나 아코디언을 활짝 펼친다는 생각으로 코로 들이마시고, 숨을 내쉴 때는 촛불 100개를 연속으로 천천히 끈다고 생각하고 입으로 끝까지 내쉰다. 호흡법은 하루 3번, 한 번에 10회 정도 실시하면 된다.

짧아지고 긴장되어 통증을 유발하는 근육을 풀어 주고, 늘려 주고, 단련하는 운동도 진행해야 한다. 측만증이 있다면 척추와 골반을 연결하는 근육인 기립근, 요방형근, 장요근 같은 척추 주변의 근육이 짧아져 있고, 통증을 유발한다. 그래서 해당 근육을 폼롤러 등으로 마사지하는 것은 스트레칭이나 통증 관리에 도움이 될 수 있다. 하지만 폼롤러로 마사지가 가능한 근육은 수많은 근육 중에 극히 일부이기 때문에 마사지만으로 모든 치료가 가능한 것은 아니다. 코어 중심의 근력 강화 운동을 통해 신체의 안정성을 살려야 한다. 따라서 호흡 훈련, 스트레칭, 근력 및 코어 강화 운동 등 다양한 운동을 병행해야 한다.

## 2주 리프레시 호흡법

### 1  측부호흡법　　　　　　　　　　　▶ 16:19~

Tip  몸 안에 공기를 집어넣어 흉곽이 부풀어 오르는 느낌을 받으며 동작한다.

### 2  거울을 이용한 측부호흡법　　　　　▶ 16:43~

Tip  자세가 흐트러지지 않도록 접은 수건이나 쿠션을 머리에 올리고 연습하자.

## 2주 리프레시
## 척추 운동법

**1  몸 풀기: 폼롤러 운동(가로 방향)**　　　　　　　▶ 0:26~

> **Tip**  동작을 빨리하기보다는 아래쪽에서부터 천천히 척추분절 하나하나를 느끼면서 척추 주변을 지탱하는 근육들을 느껴 보자.

**2  몸 풀기: 폼롤러 운동(세로 방향)**　　　　　　　▶ 4:45~

**3  교정 스트레칭: 쉘 위 댄스**　　　　　　　　　　▶ 6:25~

**4  근력 강화 운동: 버드독**　　　　　　　　　　　▶ 10:35~

> **Tip**  척추 위에 폼롤러를 올려 머리, 등, 꼬리뼈가 폼롤러에 닿도록 한다.

**5  근력 강화 운동: 사이드 플랭크**　　　　　　　　▶ 13:27~

> **Tip**  엉덩이만 옆으로 들어 올리지 말고 정수리를 누군가 끌어당기고 있다고 생각하며 키를 크게 한다는 느낌으로 동작을 반복한다.

**6  근력 강화 운동: 런지**　　　　　　　　　　　　▶ 16:08~

> **Tip**  몸을 낮출 때 무릎이 발끝을 넘지 않도록 주의한다.

# 2주 생활 습관 교정과
# 생생 척추 운동법 이후의 변화

일주일 뒤, 사례자들을 차례로 만났다. 척추측만증 사례자이자 피디인 이민주 씨. 솔선수범을 위해 운동을 하루도 쉬지 않았다. 그것만으론 부족해 생활환경을 입식으로 바꿨다. 원래 바닥에 앉아 머리를 빗거나 로션을 발랐는데 의자를 두어 쪼그려 앉거나 허리를 불필요하게 굽히는 동작을 크게 줄였다. 세면대가 없던 욕실에 간이 세면대도 자체 제작하는 노력을 했다.

엉덩이를 의자 끝에 붙여서 앉으면 좌판이 오금의 신경 혈관을 눌러 불편함이 발생한다. 특히 신장이 작은 사람들은 허리를 펴고 의자 안쪽까지 깊게 앉기가 불편해져서 의자에 다리를 올리거나 양반다리를 하면서 자세가 무너진다. 이럴 때는 등 뒤에 반원 폼롤러를 받쳐 큰 의자에 앉는 불편함과 틀어진 균형을 모두 보완할 수 있다.

"운동을 시작하고 2~3일 만에 몸도 확실히 탄탄해지고, 특히 배 주변도 단단해졌어요. 그리고 얼마 지나지 않아 골반도 더 가벼워진 느낌이 들었어요."

지난 검진에서 근감소증도 함께 진단받았던 민주 씨는 '몸이 휘청거릴 정도로 근육이 없다'라는 충격적인 말을 들었다. 그래서 생활 습관과 자세 교정은 물론 운동에도 더욱 집중했다. 특히 런지와 버드독 운동을 할 때는 정확한 자세를 유지하도록 노력하면서 근육의 움직임에 더욱 집중했다.

2주 뒤, 다시 찾은 병원. 시간대에 따른 측만각의 오차를 줄이기 위해서 2주 전과 비슷한 시간에 다시 검사를 진행했다. 척추와 함께 골반이 심하게 틀어졌던 민주 씨는 틀어진 골반 수치가 12도에서 9도까지 돌아왔다. 그뿐만 아니라 골반의 좌우 높이 차이도 좋아졌다. 27도였던 측만각도 역시 2주 후에는 24도까지 좋아졌고, 누워서 재본 각도는 20도까지 좋아진 것을 확인할 수 있었다. 더욱 고무적인 것은 161cm였던 키가 2주 만에 162cm로 커졌다. 휘어져 있던 척추가 펴지니 키가 커지는 효과가 있는 것이다.

허리 통증의 원인이 척추측만증보다 뻣뻣함에 있음을 새로 알게 된 심수호 씨. 요즘은 점심시간에 불편한 자세로 낮잠을 자는 대신 산책과 운동을 택했다. 평화로운 호수를 바라보며 산책 중에도 틈틈이 측부 호흡법을 시행하고 있다. 수호 씨는 민주 씨가 부러워하는 '근육 부자'. 그러나 유연함이 많이 떨어져 허리 통증이 극심했다. 그래서 스트레칭과 호흡법을 틈만 나면 하고 있다. 특히 전면 거울이 있는 화장실이나 엘리베이터는 수호 씨가 호흡법을 즐겨하는 곳이다. 측부 호흡을 하면 허리 통증에도 효과적이지만 무엇보다 심신 안정이 되는 것 같아 되도록 자주 하고 있다.

중간 점검을 위해 자세전문가 송영민 소장이 수호 씨를 찾아갔다. 우선 수호 씨처럼 컴퓨터를 두 대 사용하는 경우 메인 모니터는 가운데에 두고 모니터 중앙을 배꼽 라인에 맞추는 것이 좋다. 보는 사람도 불안했던 낮잠 시간에는 허리와 의자 사이에 쿠션을 대고 누울 것을 권했다. 무엇보다 앉아 있는 시간이 많은 수호 씨를 위해, 의자에 앉아서 할 수 있는 가벼운 교정 스트레칭도 권했다. 양손을 깍지 껴서 머리 뒤에 대고 좌우로 몸을 천천히 움직이는 방법이다. 간단한 스트레칭이지만 자세의 감옥에서 등을 해방해 주는 운동이다.

수호 씨 역시 2주 뒤, 같은 시간대에 변화를 알아보기 위해 병원을 찾아 검진을 받았다. 약한 척추 측만이었던 수호 씨의 측만각은 10도에서 8도로 좋아졌다. 더 반가운 건 요추전만 각도가 38도에서 48도로 완화되어 허리 유연성이 좋아졌다.

가장 큰 변화가 생긴 건 최연소 사례자 효진이다. 처음엔 여느 10대마냥 보조기가 부끄럽고, 부담스러웠다고 한다. 하지만 이제는 학교에서는 물론, 잠잘 때도 보조기를 착용한다.

"살짝 답답하지만 등이 펴지니까 기분이 좋아요. 보조기를 생각하면 무섭고 기계 같은 느낌이 들었는데 이제는 친구 같은 느낌이에요."

혹여 숙면을 방해하진 않는지 지켜봤는데 전혀 방해되지 않고, 아무리 뒤척여도 척추가 휘거나 틀어지지 않는 것을 확인할 수 있었다.

"아이가 크는 과정에 2번의 성장 급진기가 있습니다. 2차 성장 급진기는 12세 전후에서 약 2년 정도의 시기를 얘기합니다. 이때는 키가 급격하게 자라게 되는데, 이 시기에 척추측만이 급격하게 진행할 수 있습니다. 따라서 보조기가 반드시 필요한 시점입니다."

재활의학과 박중현 교수는 척추측만증이 있는 성장기 아이들에 보조기 착용이 무엇보다 중요하다고 말했다. 또한 성장은 밤이고 낮이고 진행되기 때문에 밤을 포함해서 최소 18시간 이상은 보조기 착용을 해야 측만의 진행을 막는다고 강조했다.

자세전문가 송영민 소장은 효진이 같은 아이들에게는 고난도 운동을 보다 쉽게, 놀이처럼 할 것을 권했다. 짐볼 위에서 뛰기도 하고 배를 깔고 엎드리기도 하면서 근력을 향상시키는 방법을 지도했다. 운동과 더불어 중요한 건 바른 자세. 스마트폰을 볼 때는 큰 인형 하나만 받쳐도 척추가 덜 찌그러진다. 책상에서 공부할 때도 발 받침대를 이용하도록 했다. 발바닥은 뜨지 않고 무릎은 저절로 아래로 내려가면서 의자 좌판에 오금이 걸리는 일도 없다.

휘고, 틀어진 척추를 막고자 그 어느 때보다 안간힘을 썼던 2주. 효진이의 몸은 조금 더 달라졌을까? 단 1도만이라도 좋아지고 싶다던 효진이는 2주 전, 32도였던 측만각이 약 27도 정도로 좋아졌다. 더욱 놀라운 것은 보조기를 착용하고 엑스레이를 찍어 본 결과, 32도였던 각도는 13도까지 좋아진 게 관찰되었다.

물론 매일 장시간 보조기를 착용하는 것이 어린 효진이에게 쉬운 일은 아니다. 그러나 보조기를 착용하지 않고 30도가 휜 척추로 사느냐, 꾸준히 착용하고 10도 대로 좋아져서 좀 더 바른 자세로 사느냐는 앞으로의 2~3년을 어떻게 관리하느냐에 달렸다.

"1도라도 좋아지면 만족한다고 생각했는데, 날아갈 기분이에요. 제일 많이 낀 날에는 21시간을 꼈어요. 앞으로도 더 좋아지고, 교수님께 칭찬받기 위해서도 열심히 하겠습니다!"

# 누구나 척추의 각도를
# 세울 수 있다

## 1 기능성 측만 해결은 바른 자세가 기본이다

기능성 측만은 자세 이상이나 근육의 불균형으로 발생하기 때문에 바른 자세나 운동만으로도 교정이 가능하다. 척추측만증뿐만 아니라 거북목, 디스크, 오십견 등 대부분의 근골격 질환은 좋지 않은 습관이 누적되어서 생긴다는 것을 명심해야 한다. 누구라도, 항상 바른 자세를 유지할 수 있는 환경을 만드는 것이 중요하다.

## 2 특발성 측만증은 조기 발견이 중요하다

성장기의 특발성 측만증은 진행하는 병이고 시기를 놓치면 관리가 어렵기 때문에 조기 진단이 가장 중요하다. 한쪽 어깨가 올라가 있고 자세가 삐딱하다면 허리를 숙여 보도록 한다. 양쪽 등 높이에 차이가 나는지 확인하는 전방 굴곡 검사는 간단하게 집에서 할 수 있는 측만 자가 진단법이다. 등 높이에 차이가 난다면 병원을 찾아 검사를 받아 볼 것을 권한다.

## 3  생활환경을 바꾸는 것은 큰 도움이 된다

몸을 숙이는 자세나 구부리는 자세, 쪼그리는 자세를 많이 취하면 이미 옆으로 휘어 있는 척추가 앞으로도 찌그러진다. 이런 자세를 반복하면 결국 척추는 구부러지고, 비틀어지고, 옆으로 휘어지면서 마치 꽈배기처럼 꼬이는 나쁜 자세로 변형될 수밖에 없다. 바닥에 쪼그려 앉는 대신 의자를 두고 앉거나, 자주 사용하는 물건을 눈높이에 두는 등 소소한 환경의 변화가 나쁜 자세로 변형되는 것을 조금이나마 예방할 수 있다.

## 4  척추 관리의 3대 축을 기억하라

첫째는 호흡, 둘째는 스트레칭, 셋째는 근력 및 코어 운동이다. 이완, 유연성, 안정성으로도 표현할 수 있다. 이 3대 축은 비단 척추측만증뿐만 아니라 모든 척추 질환에 해당한다. 1가지만으로는 건강한 상태에 도달할 수가 없고, 3가지를 병행해 균형을 이루는 것이 중요하다.

## 5  성장기에 있다면 보조기 착용을 고려해야 한다

특발성 측만증 환자 중에서 성장기에 있는 경우라면 각도가 악화되는 것을 막는 것이 가장 중요하다. 따라서 20도 이상의 측만각을 가지고 있다면 보조기 착용을 반드시 고려해야 하고, 보조기는 성장이 끝나는 시기까지 적용해야 한다.

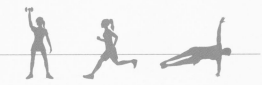

우리 몸은 206개의 뼈로 이루어져 있다. 뼈는 우리 몸을 지탱하는 역할뿐 아니라, 중요한 장기들을 보호하는 역할도 한다. 끊임없는 파괴와 재생산을 통해 뼈의 밀도가 유지되는데, 나이가 들고 여러 가지 원인으로 인해 뼈의 균형이 깨지게 된다. 이렇게 뼈가 제대로 채워지지 않아 뼈의 밀도가 약해진 상태를 골다공증이라고 한다. 하지만 골다공증은 이렇다 할 증상이 없어 스스로 눈치채기가 어렵다.

# 4장

# 구멍 난 뼈 건강,
## 골다공증은
## 습관이 약이다

# 침묵의 질병
# 골다공증

나이가 들어갈수록 우리 몸의 많은 것이 변한다. 그중, 피할 수 없는 것이 뼈의 손실이다. 우리 몸은 206개의 뼈로 이루어져 있다. 뼈는 우리 몸을 지탱하고 장기들을 보호하는 역할을 한다.

뼈가 딱딱해서 아무런 변화 없이 늘 그대로일 것 같지만, 내부에서는 계속 변화가 일어난다. 부서지거나 고장 난 부분이 생기면 수리하듯, 뼈도 마찬가지다. 어딘가 부러지고 흠집이 나면 녹여 사라지게 하고 거기에 새로운 뼈를 채워 넣어서 튼튼하게 만든다. 그렇게 끊임없이 파괴와 재생산이 일어나는 곳이 뼈이다. 불필요해지고 오래된 뼈조직은 파골세포가 흡수하고, 그 자리를 조골세포가 새롭게 채워 뼈를 생성시킨다. 이 과정이 반복되면서 뼈의 밀도가 유지된다.

녹여 내는 것과 채워 넣는 것, 소멸량과 생성량이 잘 맞아야 뼈의 양이 일정해진다. 하지만 나이가 들고 여러 가지 원인이 생기면 뼈를 녹이는 작용은 계속해서 일어나는데, 뼈를 채워 넣는 작용이 그 속도를 따라가지 못하는 경우가 생긴다. 즉, 파괴되고 채워지는 과정의 균형이 깨지고 당연히 뼈는 약해질 수밖에 없다. **이렇게 뼈가 제대로 채워지지 않아 뼈의 밀도가 약해진 상태를 골다공증이라고 한다.**

골다공증 위험 인자에는 몇 가지가 있는데, 첫 번째로 꼽히는 것이 연령이다. 노화에 따라 골밀도가 감소해서 골다공증이 많이 생긴다. 두 번째는 성별인데, 상대적으로 남성보다 여성이 더 취약하다. 세 번째는 인종인데, 서양인보다는 동양인이 골다공증 발생 위험이 더 크다. 네 번째는 스테로이드 복용이다. 스테로이드제를 장기간 복용했을 때 골밀도가 감소하면서 골다공증이 많이 생긴다. 마지막으로 흡연이나 음주, 운동 부족, 칼슘이나 비타민D 섭취가 부족한 경우에도 골밀도가 떨어질 수 있다.

하지만 골다공증은 이렇다 할 증상도 없어서 스스로 눈치채기가 쉽지 않은데, 대한골대사학회에서 제공하는 '골다공증 위험도 체크리스트'로 골다공증 위험도를 확인해 볼 수 있다. 해당하는 항목이 있다면 검진을 받는 것이 좋다. 골다공증을 조기에 발견할 수 있는 가장 정확한 방법은 골밀도 검사를 하는 것이다. 현재는 골 소실에 취약한 사람들을 대상으로 검사를 진행하고 있다. 대상자에게는 건강보험도 적용

## 골다공증 위험도 체크리스트

□ 60세 이상이다.

□ 저체중이다.

□ 50세 이후 골절 경험이 있다.

□ 부모 중 대퇴골 골절을 겪은 분
  이 있다.

□ 골 소실과 관련된 질환이 있다.

□ 40세 이후 키가 4cm 이상 줄어
  든 적이 있다.

□ 스테로이드 등 특정 약물을 복
  용한 적이 있다.

□ 흡연 및 음주를 즐겨한다.

(출처:대한골대사학회)

된다.

골밀도를 검사하면 골밀도 수치로 골다공증을 진단한다. 티 스코어 T-Score 라는 것을 적용하는데, 티 스코어는 정상 성인의 평균 골밀도와 개인의 골밀도를 비교하여 표준화한 점수를 말한다. 뼈가 건강한 사람에 비해 검사 대상자의 골밀도가 얼마나 나쁜가를 비교하는 수치다. **티 스코어가 -2.5보다 낮으면 골다공증으로 진단하고, -1부터 -2.5 미만인 경우 골감소증이라고 진단한다.**

── 명의가 말하다 ──────────────

## 적당한 영양 섭취와 적절한 운동은 필수

**내분비내과** 최훈성 교수

뼈가 잘 생성되고 튼튼해지기 위해서는 적당한 영양 섭취와 적절한 운동이 필요합니다. 운동을 통해 생성된 근육이 뼈에 적당한 부하를 줘야 뼈도 자극을 받아서 잘 생성되기 때문입니다.

# 근육이 약해지면
# 뼈도 약해진다

2년 전 퇴직을 하고, 이제 좀 편안하게 노후를 보내나 했더니 정말 예기치 않은 일이 생겼다는 60대 초반의 최현태 씨. 2년 전, 골밀도 검사에서 골다공증 진단을 받은 것이었다. 30년 넘게 유치원 교사로 일하면서 평생 바쁘게 살아왔다. 그러다 보니 정작 자신의 건강은 돌볼 틈이 없었다. 골다공증 진단을 받기 전까지 아무런 증상이 없었기 때문에 뼈 건강은 더 관심 밖이었다. 5년 전쯤 넘어져서 손가락이 부러졌을 때도 골다공증이라는 걸 전혀 몰랐다고 한다.

현태 씨는 해가 갈수록 키가 자꾸 줄어들어 병원을 찾았다가 골다공증 진단을 받았다. 6~7년 전에 무릎 정도 오던 옷들이 지금은 무릎 아래까지 내려올 정도로 키가 줄었다. 152cm였던 키는 5cm가량 줄어 지금은 147cm가 되었다. 그뿐만 아니라 50kg이 넘던 체중도 34kg까지 줄어서 예전에 입던 옷들이 지금은 하나도 맞지 않는다. 줄어든 키와 체중 말고 또 다른 어려움도 호소한다. 살이 빠지면서 집안일을 하기가 부쩍 힘들어졌다. 주방에 10분만 서 있어도 다리가 후들거리고 무릎, 발목 등 여기저기 아프고 피로감까지 몰려온다. 현태 씨를 힘들게 하는 통증의 원인은 무엇일까?

결국에는 근육이 문제다. 뼈와 근육은 서로 상호 관계를 가지고 있어서 근육의 양이 줄어들면 뼈도 약해진다. 적절한 근육이 있어야 뼈 건강에도 도움이 되는 것이다. 운동할 때 근육에서 분비되는 다양한 생리 활성 물질을 마이오카인myokine 이라고 통칭한다. 마이오카인에는 여러 물질이 포함되어 있는데, 이들은 주변 조직, 특히 뼈 성장에 도움을 준다. 반대로 뼈, 연골 등에 존재하는 물질인 오스테오칼신osteocalcin 은 근육의 성장에 도움을 준다. 뼈와 근육은 떼려야 뗄 수 없는 관계다. 뼈가 약해지면 근육도 약해진다.

하지만 최현태 씨는 골다공증 진단을 받고 나름대로 운동도 열심히 하고 있다. 매일 아파트 17층까지 계단 오르기를 한다. 도대체 뭐가 문제인지, 최근 검사에서는 오히려 골다공증이 더 심해졌다는 결과를 받았다. 특히 하체가 많이 심해졌다는 검사 결과를 들었을 때는 '이렇게 했는데도 나빠지면 이제 어떻게 관리를 해야 하지?'라는 생각이 들며 막막해졌다.

소리 없이 진행되는 병, 그래서 놓치면 더 위험한 것이 골다공증이다. 정확한 상태를 알아보기 위해 병원을 찾아 정밀 검사에 들어갔다. 혈액 검사에서부터 각종 신체검사와 골밀도 검사까지 진행되었다. 예상했던 것처럼 최현태 씨의 검사 결과는 티 스코어 -2.5로 골다공증 수치에 해당되었다.

명의가 말하다

## 증상이 없는 골다공증

**내분비내과** 최훈성 교수

골다공증은 증상이 거의 없습니다. 그래도 의심해 봐야 하는 경우들이 있습니다. 나이가 들면서 키가 조금씩 줄어드는 건 누구나 겪는 일이지만, 특별히 다친 곳도 없는데 키가 4~5cm 정도 급격하게 줄었다면 골다공증이 있는지 의심해 봐야 합니다. 또, 일상생활 중 가벼운 충격으로 인해 골절이 생긴다면 골밀도에 문제가 있는 건 아닌지 확인해 보는 것이 좋습니다.

# 앉아서 보내는 일상,
# 뼈 건강에 적신호가 켜진다

"저는 뼈가 가는 편이 아니에요. 굵은 뼈라서 뼈 건강에 대해 걱정을 거의 하지 않았거든요. 골다공증이라고 하니까 상당히 당혹스럽죠."

33년간 학교에서 아이들을 가르치다 은퇴 후 활기찬 노년을 보내는 중인 70대 초반 박진주 씨는 취미 생활이 많다. 가방이나 옷 등을 직접 수선하거나 스마트폰으로 글을 쓰기도 하고 영상을 찍어 인터넷에 공유하기도 하는 등, 대부분 실내에 앉아서 하는 활동을 하고 있다. 그러던 중 2019년도에 골감소증 진단을 받고 2년 후에는 골다공증 진단까지 받았다.

평소 운동을 즐겨 하지는 않지만 유일하게 좋아하는 운동이 탁구다.

그런데 하필 작년에 탁구를 하다가 넘어지면서 왼손을 짚었는데 손목에 금이 갔다. 깁스를 하고 거의 한 달 정도 병원 신세를 졌다. 그때 처음으로 '골다공증이 있으니 이 정도의 작은 충격에도 금이 가는구나'라고 생각했다. 박진주 씨의 뼈 건강 상태는 어떤지 병원을 찾아 검사를 받아봤다. 그 결과, 티 스코어 −2.3으로 골다공증에 근접한 수치가 나왔다. 아직 골다공증은 아니지만 박진주 씨 역시 뼈 건강에 경고등이 켜진 것과 다름없다.

골다공증의 가장 위험한 합병증은 골절이다. 특히 노년기의 골절은 삶의 질을 송두리째 무너뜨리는 후유증을 낳는다. 박진주 씨에게도 그런 경험이 있다. 바로 어머니의 고관절 골절 투병을 지켜본 것이다. 그후로 골다공증에 대해 공포심이 생겼다.

노년기 골다공증 환자들에게 일어나는 골절 중 가장 위험한 부위는 고관절이다. 골반과 다리가 만나는 지점에 위치한 고관절은 엉덩방아를 찧으면서 골절이 일어나는 경우가 많다. 고관절이 골절되면 치료될 때까지 오랜 시간 꼼짝없이 누워서 지내야 한다. 골절 자체도 문제지만 골절 이후에 생길 수 있는 합병증, 예를 들면 욕창이나 흡인성 폐렴과 같은 것들은 위험한 질병으로 발전될 수 있다. 대한골대사학회에서 조사한 바에 따르면 고관절 골절 발생 1년 후 사망률이 15%까지 되니 웬만한 암보다 사망 위험이 높다.

# 비타민D 부족이
# 뼈를 약하게 만든다

"골감소증 진단을 받아서 매우 당황스러웠죠. 저는 아직 20대 초반 남자잖아요. '내가 왜?' 이런 느낌이었죠."

대학교에 재학 중인 스물세 살 이주협 씨는 별생각 없이 받은 건강 검진에서 골감소증이라는 사실을 알게 되었다. 아직 한창인 나이이고 더구나 건강한 남성이라 검사 결과에 더욱 당황했다고 한다. 그런데, 실제로 남성 골다공증 환자들이 꾸준히 늘고 있다고 하니 남성들도 경각심을 가져야 한다.

평소 누워 있는 자세를 좋아하는 주협 씨는 운동과는 다소 거리가 있다. 규칙적인 운동보다는 가끔 자전거를 1시간 정도 타는 게 전부다.

집에 있을 때는 늘 방에 누워서 스마트폰을 보거나 소파에 누워 TV를 본다. 외부 활동량이 많은 편도 아니다.

우리 몸의 뼈는 10대를 지나 20대까지 가장 왕성하게 성장을 한다. 즉, 주협 씨 같은 나이가 뼈의 성장에 있어서는 가장 중요한 시기다. 30대 초반까지 골량이 점점 증가하다가 그 이후 시간이 갈수록 점점 감소하는 패턴을 보인다. 30대 초반의 정점에 도달하는 뼈의 양을 '최대 골량'이라고 한다. 최대 골량이 얼마까지 도달하느냐가 나이가 들었을 때 골다공증의 유무를 결정하는 요인이 된다. 따라서 노후 뼈 건강을 위해 30세 이전 뼈 건강 관리는 필수다.

이주협 씨의 건강 상태를 알아보기 위해 다양한 검사를 실시했다. 과연 주협 씨의 골밀도 검사는 어떻게 나왔을까? 주협 씨처럼 젊은 사람들의 골밀도는 티 스코어가 아니라 제트 스코어Z-Score로 평가한다. 제트 스코어는 그 연령대의 정상 성인과 비교했을 때 얼마나 나빠졌느냐를 볼 수 있는 수치다. 주협 씨의 척추 부분 골밀도 수치는 -2.1이다. 아직 골다공증은 아니지만 골다공증에 가까운 골감소증인 상황이다.

젊은 나이임에도 왜 이렇게 뼈가 약해졌느냐를 알아내는 게 중요하기 때문에 혈액 검사도 진행했다. 다행히 갑상선이나 부갑상선 쪽에 문제가 생겨서 뼈가 약해진 건 아니다. 그 밖에 간, 콩팥 수치도 모두 정상이었다. 조금 문제가 되는 것은 비타민D 수치였다. 일반적으로 20~30ng/mL 정도 되는 수치는 비타민D가 조금 부족하다고 보는 수치다. 주협 씨의 결과는 24.75ng/mL이기 때문에 비타민D가 부족한 상태다.

그렇다면, 뼈에 비타민D가 왜 중요할까? 칼슘을 복용하고 나면 장에서 그 칼슘들을 흡수하는 데 있어서 비타민D가 매우 중요하다. 비타민D가 적은 상황이라면 칼슘제를 아무리 먹더라도 흡수가 되지 않고 다 빠져나간다. 칼슘이 중요하다고 칼슘만 먹어서는 안 되고 그것의 흡수를 도와주기 위해서 비타민D 섭취가 꼭 필요하다. 하루에 섭취하는 비타민D 권장량은 800유닛이다. 비타민D는 영양제로도 섭취가 가능하지만, 음식에서 조절하는 게 매우 중요하다.

─── **명의가 말하다** ───

# 당장보다는 꾸준한 마음으로

**내분비내과** 최훈성 교수

'뼈'라는 게 좋아지려면 시간이 아주 오래 걸립니다. 당뇨나 혈압 환자가 약을 먹고 수치를 낮추는 건 상대적으로 쉽습니다. 그만큼 결과가 빨리 나타나는 것이죠. 하지만 뼈는 호전 결과가 나타나기까지 오래 걸립니다. 지금 당장 눈에 보이는 효과가 없어도 꾸준하게 관리하세요. 1년 뒤의 검사 결과는 분명히 좋아질 수 있습니다.

# 뼈 건강,
# 식탁에서부터 시작된다

칼슘 섭취가 부족한 거나 짜게 먹는 식습관은 골다공증을 유발하는 위험 요인이 될 수 있다. 카페인이나 알코올의 과다 섭취도 칼슘의 흡수에 영향을 줄 수 있다. 짜게 먹으면 몸속에 들어온 나트륨으로 인해서 칼슘이 소변을 통해 몸 밖으로 빠져나간다. 골다공증이 진행된 환자들은 짜게 먹는 식습관을 싱겁게 먹는 식습관으로 바꿔야 한다. 카페인 섭취 역시 몸 밖으로 칼슘을 배출시키는 역할을 하므로 커피는 하루 2잔 정도 섭취하는 것으로 조절해야 한다.

사례자들의 식사 습관을 살펴본 결과 균형 잡힌 식사를 하는 사람은 없었다. 최현태 씨는 채소, 멸치 등을 곁들여 식단을 꾸린다. 식단은

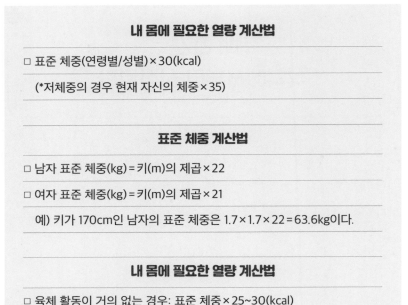

## 내 몸에 필요한 열량 계산법

☐ 표준 체중(연령별/성별)×30(kcal)

　(*저체중의 경우 현재 자신의 체중×35)

## 표준 체중 계산법

☐ 남자 표준 체중(kg)=키(m)의 제곱×22

☐ 여자 표준 체중(kg)=키(m)의 제곱×21

　예) 키가 170cm인 남자의 표준 체중은 1.7×1.7×22=63.6kg이다.

## 내 몸에 필요한 열량 계산법

☐ 육체 활동이 거의 없는 경우: 표준 체중×25~30(kcal)

☐ 보통의 활동을 하는 경우: 표준 체중×30~35(kcal)

☐ 심한 육체 활동을 하는 경우: 표준 체중×35~40(kcal)

(출처:대한당뇨병학회)

그럭저럭 괜찮아 보이지만 문제는 섭취량이다. 소화가 잘되지 않는 편이라 많은 용량이 아닌데도 상당량을 남겼다. 나이가 들면 소화 기능이 떨어지니 어쩔 수 없지만 뼈가 튼튼해지려면 충분한 영양소가 있어야 한다. 따라서 충분한 식사량으로 골고루 섭취하는 것이 매우 중요하다.

박진주 씨의 평소 식단은 단백질이나 칼슘 같은 영양소가 부족한 식단이었다. 매 끼니 단백질과 칼슘을 챙겨 먹기 어렵다면 우유, 치즈, 떠먹는 요구르트 등의 유제품으로 보충하는 것도 도움이 된다.

**칼슘 영양섭취 기준[mg/일]**

|  | 남자 | 여자 |
|---|---|---|
| 19~49세 | 800 | 700 |
| 50~64세 | 750 | 800 |
| 65세 이상 | 700 | 800 |

- 1일 섭취 권장량 700~800mg
- 폐경 후 여성, 골다공증 환자의 경우 1,500mg 섭취 권장
- 1일 최대 2000~2500mg을 초과하지 않도록 주의

(출처: 2020 한국인 영양소 섭취기준, 보건복지부)

먹는 것을 즐기지 않고 그저 한 끼 때우는 데 목적이 있다는 주협 씨. 식사량은 일반 성인 남자가 먹는 양보다 훨씬 적고 그마저도 탄수화물 위주의 식사를 하고 있다. 무엇보다 현재 157cm에 53kg으로 저체중도 문제가 되고 있다. 뼈가 약해진 가장 큰 원인이라고 봐도 무방하다. 하지만 주협 씨는 아직 20대 초반이기 때문에 희망이 있다. 규칙적이고 균형 잡힌 식사를 하면서 꾸준하게 관리해서 뼈가 최대 골량까지 도달하게 되면 굳이 약을 먹지 않아도 음식만으로 조절할 수 있다.

무엇보다 중요한 것은 각자의 체중에 맞는 균형 잡힌 식사다. 사람마다 성별, 연령, 키, 몸무게, 활동량이 모두 다르기 때문에 몸에 필요한 열량도 전부 다르다. 그래서 내 몸에서 필요로 하는 열량이 얼만큼인지 알고 있는 게 중요하다. 내 몸에 필요한 열량은 하루 권장 열량 계산법으로 확인할 수 있다.

칼슘도 성별과 연령에 따라 권장하는 양이 다르다. 각자 필요한 양만큼 매일 섭취하는 것이 중요하다. 칼슘이 들어 있는 식품으로는 유제품(200g당 칼슘 226mg), 콩(100g당 칼슘 143mg), 뼈째 먹는 생선(15g당 칼슘 93mg), 두부(80g당 칼슘 51mg) 등이 있다. 칼슘의 흡수를 돕는 영양소인 비타민D 보충도 중요하다. 비타민D는 햇볕을 쬐면 우리 몸에서 합성이 되는데, 음식으로도 보충할 수 있다. 비타민D가 많은 음식으로는 고등어(100g당 11mg), 달걀노른자(100g당 3mg), 연어(100g당 32mg), 표고버섯(100g당 2mg) 같은 식품이 있다.

───  명의가 말하다  ───

## 칼슘의 저장소, 뼈

**내분비내과 최훈성 교수**

뼈는 칼슘의 저장소입니다. 혈액 속에 칼슘이 부족하면 우리 몸은 호르몬을 분비해서 뼈에 저장된 칼슘을 뽑아 쓰게 됩니다. 그렇게 되면 뼈는 약해질 수밖에 없습니다. 칼슘이 부족하지 않도록 하는 게 중요하기 때문에 칼슘제를 복용하도록 권하는 것입니다.

# 우리가 잘 몰랐던
# 골다공증 Q&A

**Q1. 사골국은 뼈 건강에 좋나요?**

아닙니다. 사골국에 칼슘이 많은 함유된 것은 사실입니다. 하지만 그와 더불어 인도 많습니다. 혈중의 인 농도가 높아지면 칼슘 배출이 촉진됩니다. 칼슘을 많이 섭취하지만, 그만큼 배출도 촉진되니까 뼈에 좋다고 볼 수는 없습니다.

**Q2. 퇴행성 관절염이 있으면 골다공증인가요?**

아닙니다. 퇴행성 관절염은 연골이 닳아서 생기는 관절의 염증이죠. 관절에 국한된 것이기에 뼈 전체의 밀도를 떨어뜨리지는 않습니다. 다만, 관절염 중 전신질환인 류머티즘 관절염의 경우 전체 뼈 밀도에 영향을 줄 수 있습니다. 따라서 퇴행성 관절염이 아닌 류머티즘 관절염은 골다공증과 관련 있다고 볼 수 있습니다.

### Q3. 골다공증은 완경 시에만 발생하나요?

아닙니다. 완경은 골다공증의 여러 요인 중 하나일 뿐입니다. 뼈의 크기를 조절하는 중요 인자 중 하나가 여성호르몬인데, 우리가 흔히 알고 있는 에스트로겐입니다. 에스트로겐은 파골 세포의 기능을 억제해서 뼈가 과도하게 파괴되지 않도록 합니다. 그러나 완경 이후에는 에스트로겐 농도가 급격하게 떨어지기 때문에 급격한 뼈의 파괴가 발생합니다. 그래서 뼈가 약해지는 것이죠.

### Q4. 골다공증은 여성만의 질환인가요?

아닙니다. 우리나라에서 조사를 하면 남성도 골다공증 비율이 상당히 높습니다. 특히나 노인분들의 경우는 골감소증뿐 아니라 골다공증도 많이 있습니다. '왜 나는 남자인데 골다공증이 생겼나?'라고 생각하겠지만 전혀 이상한 것이 아닙니다.

### Q5. 뚱뚱하면 골다공증에 걸릴 확률이 높나요?

아닙니다. 오히려 저체중은 영양 부족 때문에 최대 골량에 도달하지 못해 골다공증의 위험이 큽니다. 오히려 경도비만인 경우 뼈가 좀 더 튼튼하다는 역학 연구 결과가 있습니다. 그렇다고 뼈 건강을 위해서 비만이 되겠다는 건 위험한 생각입니다. 비만에 따른 다른 합병증이 생길 수 있습니다.

## Q6. 골다공증이 있어도 별다른 증상이 없는데 꼭 치료해야 하나요?

네, 맞습니다. 당뇨병이나 고혈압 역시 증상이 없어도 치료합니다. 치료를 하지 않았을 때 생기는 합병증인 중풍, 심혈관 질환, 신장 기능 저하 등을 예방하기 위함입니다. 골다공증에 있어 가장 위험한 합병증은 골절입니다. 특히나 고관절, 척추의 골절은 꼼짝없이 누워 있는 상태가 되기 때문인데요. 그렇게 되면 욕창, 흡인성 폐렴같이 생명에 지장을 줄 수 있는 정도의 합병증으로 진행될 수 있습니다. 고관절 골절의 경우는 우리나라에서 1년 내 사망률이 15%까지 나타나고 있기에 특별히 조심해야 합니다. 당연히 골다공증이 있다면 치료해야겠습니다.

## Q7. 골다공증은 완치가 가능한가요?

아닙니다. 결국 골다공증은 노화로 인해 생기는 질병이라고 할 수 있습니다. 골다공증 진행을 최대한 늦추고, 되돌릴 수 있는 만큼 최대한 되돌리는 것이 치료의 목적이기는 하지만 결과적으로 뼈를 정상으로 만들 수는 없습니다. 다만 뼈 강도를 어느 정도 유지하도록 해서 골절을 예방하고 골절이 되더라도 심각한 후유증으로 진행되지 않도록 하는 것이 골다공증 치료의 목표입니다.

## Q8. 칼슘 영양제가 신장 결석을 유발하나요?

맞습니다. 일부 연구에서는 과도한 칼슘 섭취로 인해 신장 결석이 생기기도 하고 또 혈관의 석회화를 유발해서 심장 쪽 문제를 일으킬 수 있다는 결과들이 있습니다. 하지만 그런 경우는 하루 2000mg 이상 고용량의 칼슘을 먹은 경우들입니다. 일반적으로 권고하는 800~1000mg 정도의 칼슘으로는 위험하지 않습니다. 다만 신장 결석 병력이 있다거나 심혈관 질환 병력이 있다면 칼슘 섭취에 주의가 필요합니다.

## Q9. 선천적으로 골밀도가 낮은 사람도 있나요?

네, 있습니다. 실제로 진료실에서 보면 별다른 이유가 없는 것 같고 체격도 팬찮은데 골밀도가 이상하게 낮아서 오신 분들이 있습니다. 검사를 하면 여러 가지 요인들도 보이지 않고요. 아마도 골밀도가 선천적으로 낮으신 분들이 아닐까라고 생각합니다.

## Q10. 골감소증을 방치하면 골다공증으로 발전하나요?

네, 맞습니다. 골다공증은 결국에 시간이 흐르면서 생기는 병입니다. 골감소증은 골다공증으로 가는 이행 과정 중 하나입니다. 골감소증을 방치하게 되면 언젠가는 골다공증으로 발전한다고 생각하면 됩니다. 따라서 골감소증이 있다면 골다공증으로 진행되지 않도록 여러 가지 생활 습관의 개선이나 운동, 정기적인 추적 관찰이 필요합니다.

# 2주간의
# 골밀도 높이기 프로젝트

　식단 다음으로 뼈 건강을 지키는 데 중요한 것이 바로 운동이다. 뼈와 근육은 함께 가는 것이기 때문에 적절한 근력을 유지하는 것은 뼈건강에도 도움이 된다. 근력이 없으면 균형을 제대로 잡지 못하고 넘어질 위험이 크고 이런 과정에서 골절이 발생하기도 한다. 골다공증이 생기기 전에 미리 뼈 상태를 점검하고, 약해진 근력을 키우고 뼈를 강화하기 위해 운동을 하는 등 보다 적극적으로 노력해야 한다.

　유산소 운동과 근력 운동 모두 중요하지만 뼈 건강을 위해서는 유산소 운동보다 근력 운동에 조금 더 집중하는 편이 좋다. 예를 들면, 계단 오르기나 의자를 잡고 뒤꿈치를 들었다 내리는 운동, 팔굽혀펴기 등은 모두 일상에서 할 수 있는 가벼운 근력 운동이다. 이러한 운동들은 모두 근육을 키우는 데 큰 도움이 되는 운동이다.

운동이 뼈 건강에 도움이 되는 이유는 여러 가지가 있지만, 그중에서도 뼈의 밀도를 높이고 영양 공급을 위해 필요하다. 운동을 하게 되면 뼈 자체에 스트레스를 가하게 된다. 뼈가 세로로 놓여 있다면 그 형태에 따라 스트레스를 줘 뼈의 밀도를 높일 수 있다. 또한 뼈가 자라고 생성되려면 에너지가 필요하다. 뼈 주위에 혈액순환도 원활히 이뤄어져야 하고, 영양분의 공급과 저장도 필요하다. 그런 것들을 도와줄 수 있는 것이 근육이다. 따라서 근육을 강화하는 운동을 하면 뼈 건강 개선에 도움이 된다.

## 골다공증 예방을 위한 의자 운동법

\* 모든 동작은 1분~1분 30초 사이로 진행하며, 총 2세트 반복한다.

### 1. 준비 운동_종아리 스트레칭　　▶ 0:11~

### 2. 외다리 서기　　▶ 0:46~

> **Tip** 손을 놓고 버틸수록 운동 효과는 올라간다.

### 3. 상체, 어깨 근육 조이기　　▶ 1:26~

> **Tip** 상체 근육에 자극이 가는 것이 포인트이다.

### 4. 마운팅 클라이머　　▶ 2:00~

> **Tip** 빠르게 교차할수록 운동 효과가 올라간다.

### 5. 팔굽혀펴기　　▶ 2:26~

> **Tip** 한쪽 다리를 앞으로 내밀면 쉽게 수행이 가능하다.

### 6. 사이드런지　　▶ 2:45~

## 1020 골다공증 환자를 위한 매트 운동법

\* 각 동작은 1분~1분 30초 사이로 진행하며, 총 2세트 반복한다.

### 1. 다운 독 자세
▶ 3:26~

### 2. 매트 외다리서기
▶ 3:53~

### 3. 벤트 오브 레터럴 레이즈
▶ 4:22~

> **Tip** 힘이 들면 중간에 휴식을 가져도 좋다.

### 4. 마운팅 클라이머
▶ 4:56~

> **Tip** 빠르게 교차할수록 운동 효과가 올라간다.

### 5. 팔굽혀펴기
▶ 5:29~

> **Tip** 무릎이 바닥에 닿은 자세를 통해 쉽게 수행이 가능하다.

### 6. 사이드 런지
▶ 6:07~

# 실내 낙상 예방,
# 선택이 아닌 필수다

　골다공증에 위험한 낙상사고가 실외보다 실내에서 많이 일어난다
는 사실. 생활 속에서 낙상을 예방하는 법을 전수하기 위해 물리치료
학과 이완희 교수가 2명의 사례자를 찾아갔다.

　먼저 박진주 씨의 집에 방문한 이완희 교수는 오자마자 사례자의 신
발부터 확인했다. 매일 신는 신발의 밑창이 미끄럽지 않게 잘 관리하
는 것이 낙상 예방의 첫 번째 과제이기 때문이다. 다음은 화장실이다.
화장실에 갈 때는 바닥에 물기가 남아 있지 않은지 미리 확인하고 가
는 것이 중요하다. 실제로 집에서 노인 낙상 사고가 가장 많이 발생하
는 곳이 화장실, 그다음이 방이다. 하체 근력이 약한 고령자의 경우 기

## 낙상 예방 운동 1

45도로 다리를 벌린 후 허벅지와 엉덩이에 힘을 주며 발뒤꿈치와 앞꿈치를 번갈아 드는 동작을 반복한다.

**Tip** 의자나 테이블 등 주변 사물에 지지해 운동하면 보다 안전하게 운동할 수 있다.

## 낙상 예방 운동 2

등을 벽에 기댄 후 뗀다. 쉽게 등을 뗄 수 있다면 벽에서 발을 조금 더 떨어뜨려 동작을 수행한다.

**Tip** 미끄러질 수 있으니 양말은 벗고 운동한다.

상 중 낙상사고를 겪을 위험이 크다. 따라서 낮은 매트리스보다는 약간 높은 침대를 사용하는 게 훨씬 좋다. 마지막으로 바닥에는 발에 걸려서 넘어질 만한 물건을 최대한 두지 않아야 한다. 특히 바닥에 전선이 나와 있지 않도록 위치를 조정하는 게 좋다.

최현태 씨는 낙상에 얼마나 주의하고 있는지, 위험은 없는지 알아봤다. 먼저 최현태 씨가 근력을 위해 매일 하고 있다는 계단 오르기 방법을 살펴봤다. 이완희 교수는 최현태 씨의 계단 오르기에 낙상의 위험이 있다고 판단했다. 계단을 오를 때 엉덩이 근육에 집중하기 위해 엉덩이 쪽에 손을 붙이고 오르는 동작을 반복하고 있었다. 그뿐만 아니라 발바닥을 반만 디디며 계단을 오르고 있어서 최현태 씨의 몸도 조금씩 흔들리고 있었다. 하지 근력이 약하고 상체의 균형이 조금 떨어진 상황에서 이런 동작들은 취하면 낙상의 위험이 매우 크다. 되도록 발 전체로 계단을 딛고, 양쪽 발의 너비를 충분히 넓혀서 안정적으로 계단을 올라야 한다. 또, 계단의 중앙보다는 벽 쪽으로 걷거나 난간 쪽으로 걸으면서 낙상 위험을 예방하는 것이 좋다. 걷는 방법만 고쳐도 훨씬 안전한 운동을 할 수 있다.

생활 속에서 낙상을 예방하는 간단한 운동도 배워 봤다. 손쉽게 엉덩이 근육을 단련할 수 있는 운동이다. 뒤꿈치와 앞꿈치를 들어 올리는 간단한 운동이지만, 자신의 체중을 들어 올리는 것과 똑같은 운동 효과가 있다. 생각날 때마다 수시로 운동하면 엉덩이 근육을 단련해 낙상을 예방할 수 있다. 이 동작은 발목, 무릎, 엉덩이 주변에 있는 여러 근육을 강화해 줘서 낙상 예방이 도움이 된다. 간단하면서 효과만점이니 수시로 진행하면서 근육을 키우면 좋다.

---

**명의가 말하다**

# 실내에서도 방심할 수 없는 낙상

**물리치료학과** 이완희 교수

흔히 낙상은 노인 인생의 종말을 알리는 신호음이라고 알려져 있습니다. 젊은 사람에게 낙상이 발생했을 때는 툭툭 털고 일어나겠지만, 나이가 많은 사람에게 낙상이 발생하면 심각한 문제로 이어질 수 있습니다. 외부에서 활동하다가 낙상하는 빈도도 높지만, 실내에서의 낙상 빈도도 굉장히 높습니다. 집안의 환경 구조를 어떻게 바꾸느냐는 낙상을 줄이는 데 매우 중요한 요인입니다.

# 2주 식습관과
# 운동 습관 개선 이후의 변화

뼈 건강을 잡기 위한 2주간의 프로젝트. 가만히 누워 스마트폰을 보거나 소파에 누워 TV를 즐겨 보던 이주협 씨는 그동안 생활 습관에 많은 변화가 생겼다.

"가만히 누워만 있으면 근손실이 날 것 같은 느낌이 계속 들어서요. 깨어 있는 동안에는 최대한 움직이려고 합니다."

소파와 한 몸이던 예전과는 180도 달라진 모습이다. 최재석 물리치료사에게 배운 동작도 매일 잘 해내고 있다. 운동을 하면서 종아리가 스트레칭 되는 게 가장 좋았고 사이드 런지를 할 때 허벅지에 자극이 오는 느낌도 만족스러웠다고 한다. 주협 씨는 달리기도 열심히 하고 있다. 매일 5km를 뛰었지만 갑작스러운 폭염 경보로 뛸 수 없게 되자 그냥 포기하지 않았다. 운동 시간대를 새벽으로 바꾸고 1~2km로 거리를 줄여서 무리가 되지 않는 선에서 꾸준히 운동하고 있다.

식습관에도 변화가 생겼다. 비타민D가 부족했던 주협 씨는 매 끼니 달걀과 유제품, 두부를 빼놓지 않고 먹고 있다. 또래에 비해서 식사량이 많이 부족했는데, 하루 권장 열량에 맞게 식사량도 늘렸다.

식단도 운동도 익숙하지 않아 처음에는 조금 귀찮았다는 최현태 씨도 습관이 되다 보니 몸이 달라지는 게 느껴졌다고 한다. 이제는 식단도 배운 대로 잘 조절되고 있고 운동도 습관이 되어서 안 하는 날에는 오히려 몸이 더 근질근질할 정도라고 한다. 박진주 씨 역시 앞으로도 지속적으로 음식을 잘 챙겨 먹고 근력 운동도 꾸준히 해서 뼈 건강을 지키면서 건강하고 행복한 노후를 보내고 싶다고 한다.

식단 관리나 운동 습관을 기르다 보면 '지금 당장 불편한 게 없는데 이걸 왜 해야 되나?'싶을 때가 있다. 하지만 나중에 문제가 생기고 나면 그때는 돌이킬 수가 없는 게 뼈 건강이다. 뼈 건강을 잃지 않기 위해서 여러 가지 노력을 하는 게 꼭 필요하다. 이제 시작이다. 이대로 꾸준하게 노력하면 1년 뒤에는 더 좋은 결과를 마주하게 될 것이다.

# 누구나 골다공증 위험에서
# 탈출할 수 있다

## 1  골다공증은 뼈가 약해지면서 발생한다

우리 뼈는 파골세포가 먼저 뼈를 녹이고 이어서 조골세포가 채워 넣는 뼈의 재형성 과정을 순차적으로 반복한다. 여러 가지 원인으로 녹여 내는 작용은 계속해서 일어나는데 채워지는 작용이 못 쫓아가는 경우가 생긴다. 그렇게 되면 뼈는 약해질 수밖에 없다. 뼈가 약해지면서 발생하는 질환이 골다공증이다.

## 2  골다공증 조기 발견, 골밀도 검사가 답이다

골다공증을 조기에 발견할 수 있는 가장 확실한 방법은 골밀도 검사를 하는 것이다. 만약 뼈 건강이 걱정된다면 망설이지 말고 검진을 받아야 한다. 골밀도 수치인 티 스코어가 -2.5보다 낮으면 골다공증으로 진단하고, 거기에 미치지 않지만 -1부터 -2.5 미만인 경우 골감소증이라고 진단한다.

## 3  뼈 건강을 위해 영양 섭취와 운동이 중요하다

뼈가 잘 생성되고 튼튼해지기 위해서는 적당한 영양 섭취와 적절한 운동이 필요하다. 음식을 통해 뼈에 영양을 공급하고 운동을 통해 생성된 근육이 뼈에 적당한 부하를 줘야 뼈도 자극을 받아서 잘 생성된다. 특히 뼈와 근육은 서로 상호 관계를 가지고 있어서 근육의 양이 줄어들면 뼈도 약해진다. 적절한 근육이 있어야 뼈 건강에도 도움이 된다.

## 4  칼슘과 비타민D 섭취가 중요하다

칼슘이나 비타민D 섭취가 부족하면 골다공증을 유발하는 위험 요인이 될 수 있다. 혈액 속에 칼슘이 부족하게 되면 우리 몸은 호르몬을 분비해서 뼈에 저장되어 있는 칼슘을 뽑는다. 그렇게 되면 뼈가 약해질 수밖에 없다. 칼슘의 흡수를 도와주는 영양소인 비타민D 보충도 중요하다. 비타민D는 햇볕을 쬐면 우리 몸에서 합성이 되는데, 음식으로도 보충할 수 있다.

## 5 골다공증의 가장 위험한 합병증은 골절이다

특히 노년기의 골절은 삶의 질을 송두리째 무너뜨리는 후유증을 낳는다. 골절 중 가장 위험한 부위는 고관절이다. 고관절이 골절되면 치료될 때까지 오랜 시간 꼼짝없이 누워서 지내야 한다. 생활 속에서 낙상을 예방하는 것이 매우 중요하다.

## 6 생활 속에서 낙상을 예방하자

근력이 약하면 균형 감각이 떨어진다. 일어날 때 균형을 잃고 넘어지는 경우가 많아서 가능하면 좌식 생활보다는 의자, 침대, 소파, 식탁 등 입식 생활을 하는 것이 좋다. 문턱, 전선 등 바닥의 물건에 걸려서 넘어지지 않는 것도 중요하고, 화장실에서 미끄러지지 않도록 각별히 주의해야 한다.

## 7 골다공증은 여성만의 질환이 아니다

남성에서도 골다공증 비율이 상당히 크다고 알려져 있다. 특히나 노년층의 경우는 골감소증뿐 아니라 골다공증까지 발생 비율이 꽤 높은 편이다. 골다공증은 절대 여성만의 질환이 아니다. 남성들도 경각심을 가져야 한다.

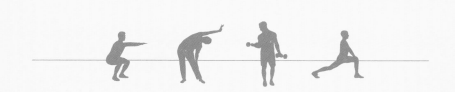

무릎 관절은 하루 평균 6천 번 이상 굽혔다가 펴고, 평생 우리 체중의 몇 배를 버텨 낸다. 백세시대, 하지만 무릎의 수명은 고작 60년밖에 되지 않는다. 60대 이상 3명 중 1명, 특히 여성들의 만성질환으로 여겨지는 무릎 관절염. 인공관절이라는 최후의 선택지 이전에 무릎을 되살릴 방법은 없을까?

# 5장

## 수술 전,
## 내 무릎
## 지키는 법

## 퇴행성 관절염이란?

무릎 관절염은 크게 퇴행성 관절염, 외상성 관절염, 염증성 관절염으로 나눌 수 있다. 퇴행성 관절염은 쉽게 말해 관절을 많이 사용해서 발생하는 질환이다. 무릎 관절 사이에는 연골이라 불리는 물렁뼈가 있다. 이 연골은 체중을 분산하고 충격을 흡수하는데, 관절을 오래 쓰다 보면 연골이 점차 파괴되면서 뼈와 뼈가 직접 부딪히게 된다. 이 과정에서 통증과 기능 장애 그리고 변형을 유발하는 질환이 바로 퇴행성 관절염이다.

퇴행성 관절염을 의심할 수 있는 증상에는 어떤 것들이 있을까? 퇴행성 관절염은 염증이기 때문에 기본적으로 통증을 유발한다. 두 번째

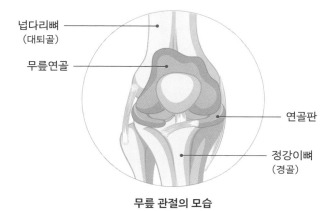

넙다리뼈
(대퇴골)

무릎연골

연골판

정강이뼈
(경골)

**무릎 관절의 모습**

는 관절 연골이 서로 맞닿으면서 생기는 충격을 완화하기 위해서 무릎이 붓는다. 세 번째는 강직 증상이 나타난다. 강직 증상이라고 하면 뻣뻣한 것을 생각하지만, 한 자세로 오래 있다가 다른 자세로 빠르게 전환하지 못하는 것을 말한다. 네 번째, 염증 반응으로 인해 열감이 느껴지기도 한다. 마지막으로 일상생활에서 특별한 자세를 할 때 불편한 느낌이 드는 것이다. 이런 것들이 대표적인 관절염의 증상이다.

퇴행성 관절염은 4단계의 병기로 나눌 수 있다. 엑스레이상 이상은 없지만 연골이 닳아 염증이 생기고 통증이 있으면 1기, 연골에 골극(가

**퇴행성 관절염 의심 증상**

• 무릎에 통증이 있다.

• 무릎이 붓는다.

• 다른 자세로 전환이 어렵다.

• 열감이 느껴진다.

• 특별한 자세를 취할 때 불편함을 느낀다.

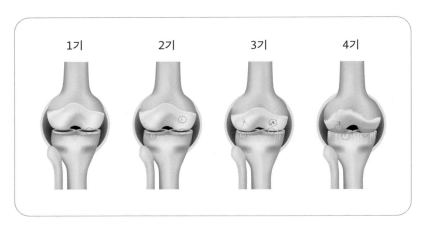

**퇴행성 관절염의 진행 단계**

시같은 모양으로 덧자라난 뼈)이 작게 나타지만 간격이 유지되면 2기, 연골이 반 이상 마모되고 관절 간격이 좁아지면 3기, 연골이 완전히 마모돼 뼈와 뼈가 맞닿는 상태를 가장 심각한 4기로 본다.

일반적으로 단계에 따라 치료 방침이 약간씩 달라진다. 1~2기에는 약물치료나 물리치료를 하고 생활 습관 바꾸고 운동 치료를 하면 낫는 경우들이 많다. 그러나 3~4기가 되면 관절염에 관련된 수술을 선택하기도 한다. 특히 말기에 해당하는 퇴행성 관절염 4기에는 인공관절 수술을 고려하기도 한다.

인공관절 수술은 가장 마지막 단계인 4기일 때 나이와 증상을 고려해 선택하는 치료법이다. 인공관절 수술의 목표는 완벽하게 정상 무릎으로 되돌리는 것이 아니라, 통증 없이 걷고 일상생활을 할 수 있게 만드는 것이다. 수술하지 않고도 통증 없이 걸을 수 있고, 운동할 수 있고, 일상생활로 복귀할 수 있다면 그 방법이 가장 좋은 것이다. 1~2기에는 생활 습관의 교정, 식습관 개선, 꾸준한 운동으로 퇴행성 관절염이 빠르게 진행되는 것을 충분히 막을 수 있다.

─ 명의가 말하다 ─

# 노화의 일환, 관절염을 대하는 자세

**정형외과** 심재앙 교수

관절염은 노화의 일환입니다. 아무리 건강 관리를 잘했다고 하더라도 90세, 100세 때 관절염이 오는 것을 막기는 어렵습니다. 관절염이 진행되는 것을 멈추게 하는 방법은 없습니다. 다만 우리가 생활 습관을 교정하고 운동을 하고 의사 선생님들이 열심히 치료하는 이유는 관절염이 생기는 일련의 과정들을 조금 천천히 만들어가려고 하는 노력이라고 생각합니다.

# 관절염을 부르는
# 생활 습관이 문제다

오랜 시간을 대학 강단에 서온 60대 중반의 강민형 씨. 지금도 하루 중 대부분을 책과 씨름하며 보낸다. 책상 앞에 앉아 있는 시간이 많고 집중하다 보면 물 마시고 식사하는 시간을 제외하고 하루 10시간 이상 앉아서 시간을 보낸다. 무릎 통증이 시작된 것은 7년 전. 최근엔 조금만 걸어도 무릎이 아파 외출하기가 무섭다. 온라인 강의로 집에 머무는 시간이 더 길어진 요즘은 가만히 앉아만 있어도 무릎 관절이 시큰거려 자꾸 무릎으로 손이 간다.

"어제도 남편하고 외출했는데, 2층 계단을 못 내려오겠더라고요. 난간을 붙들고 몸을 옆으로 비틀어서 겨우 내려왔어요. 내가 벌써 90세

할머니들의 모습이 되었다는 생각에 심각함을 느꼈어요."

소파 대신 바닥에 앉는 게 더 편한 민형 씨는 앉을 때마다 곡소리가 절로 난다. 그래도 아직은 한창 활동할 나이라 생각해 왔는데, 문득 나이 듦이 실감 나는 순간이다. 100세시대, 아직 인공관절 수술을 고민하기엔 이른 나이 같은데 민형 씨의 고민이 깊어진다.

민형 씨의 무릎은 어떤 상태일까? 방사선 검사로 무릎 관절의 퇴행성 변화를 살펴봤다. 민형 씨는 퇴행성 관절염 1기에서 2기에 해당하는, 초기 단계로 진단됐다.

전업주부 채희정 씨는 이제 50대 초반, 무릎이 망가지기엔 이른 나이다. 2~3년 전, 갱년기가 시작되면서 무릎 통증이 더 심해졌다. 네 식구 살림살이, 먹이고 입히고 쓸고 닦다 보면 종일 바닥에 엉덩이 붙일 틈 없는 게 주부의 하루다. 최근에는 병간호로 무릎 쓸 일이 더 많아졌다. 무릎이 아프다고 살림을 안 할 순 없으니, 희정 씨의 고민이 크다. 희정 씨네는 식탁 대신 앉은뱅이 상을 주로 이용한다. 식사하는 잠깐 사이에도 무릎이 불편한지 계속 자세를 바꾼다.

"무릎 관절을 뭔가 막 찌르는 것 같은 통증이라고 해야 하나? 처음 겪는 통증이었어요."

발을 내딛고 체중이 실리면 날카롭게 찌르는 듯한 통증이 찾아온다. 통증이 무서워 조심조심 걷다 보니 걸음걸이도 바뀌었다. 오른쪽 무릎이 불편하다 보니 왼쪽 다리로 딛고 오른쪽 다리는 거의 안 쓰려고 한다. 이젠 몇 개 안 되는 계단도 무서울 정도다.

친정어머니 건강이 악화하면서 바로 옆 동에 모시고 있다. 지난해 고관절 수술을 받은 어머니가 혹시 미끄러져 넘어질까 봐 쪼그려 앉아 바닥 청소에 가장 공을 들인다. 이제는 하나부터 열까지 딸의 손길이 필요해진 어머니를 살뜰히 보살피다 보면 무릎이 좀 아파도 참고 무리하게 된다.

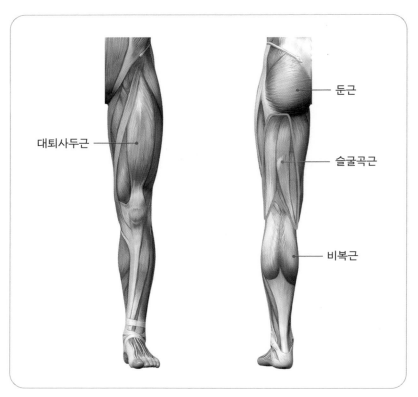

**하체 근육의 분포**
전면(좌)과 후면(우)의 모습

희정 씨의 무릎은 어떤 상태일까? 엑스레이 검사 결과 퇴행성 관절염 2기, 아직 초기이지만 허벅지에 근육이 너무 없어서 무릎으로 가는 부하가 증가하고 예후도 걱정스러운 상황이다.

무릎 주위에는 여러 근육이 있어 체중을 지탱해 주고 움직임이 가능하게 한다. 허벅지 앞과 뒤의 대퇴사두근과 슬굴곡근, 엉덩이 부분의 둔근, 그리고 무릎 아래의 비복근 등이 있다. 이 근육들이 잘 발달해 있어야 걷고, 서고, 뛰거나 움직일 때 안정감을 유지할 수 있다. 특히 허벅지 근육은 무릎 연골이 받는 체중 부하를 줄여 준다. 허벅지 근육이 약해지면 무릎에 가해지는 체중 부하가 더 커지고, 움직일 때 무릎의 불안정성이 늘어나면서 부상이나 통증을 유발하게 된다.

─── 명의가 말하다 ───────────────────────────

## 운동을 권하는 이유는 무엇일까요?

**정형외과** 심재앙 교수

허벅지 근육 강화를 강조하는 이유는 근육이 강화되어야 무릎 연골로 가는 부하들이 분산되기 때문입니다. 또, 뼈와 뼈를 연결해 주는 구조물을 인대라고 하는데, 인대는 강화할 방법이 없습니다. 결국 우리가 강화시킬 수 있는 것은 근육입니다. 우리가 근육을 강화하면 힘줄도 강화될 수 있습니다. 그러면 자연스럽게 안정성을 높일 수 있습니다. 이런 효과 때문에 많은 전문가들이 운동을 권하는 것입니다.

# 체중이 증가하면
# 무릎에 가해지는 압력도 증가한다

요양보호사로 일하고 있는 60대 초반의 최형수 씨는 돌봄이 필요한 어르신 댁에 방문해 일하고 있다. 최근엔 조금만 서 있어도 무릎이 쑤신다. 서서 일하다 보면 무릎에 열이 나고 붓기까지 한다.

"한 2시간 정도 일을 하면 통증이 와서 앉고 싶어요. 그런데, 남의 집 일을 하니 마음대로 앉을 수도 없고…. 그냥 참고 하는 거죠."

평지보다는 계단을 내려올 때 통증이 더 심해진다. 그렇게 일을 마치고 돌아온 오후. 무릎이 아프고 난 뒤로는 포기하는 게 많아졌다. 서 있는 게 힘들어서 끼니도 대충 때우게 되고, 좋아하던 운동도 피하게 되었다.

"콕콕 쑤시고 열이 나는 것 같기도 하고, 막 뜨거울 때도 있어요. 무릎만 안 아프면 살 것 같아요."

동네 의원에서 침도 맞아 보고, 뼈주사, 물리치료도 받았으나 괜찮아지는 것은 늘 그 순간뿐, 잠시 좋아졌다가도 다시 안 좋아지길 반복했다. 지난해엔 '갑상선 기능 저하증'을 진단받아, 갑상선호르몬제를 먹고 있다. 갑상선에 이상이 생기면서 불과 1년 사이에 체중이 5kg이나 늘었다. 늘어난 체중만큼, 무릎도 더 무겁게만 느껴진다.

형수 씨의 무릎 상태는 어떨까? 정밀 검사를 받았다. 검사 결과, 퇴행성 관절염은 2~3기로 중기에 해당하고 있었다. 관리 여부에 따라 4기로 악화될 수 있는 상황이다. 10년 동안 꾸준히 5kg이 늘었다면 아무런 문제가 없었겠지만, 단기간에 증가한 체중을 근육량이 따라가지 못한 게 문제가 되었다.

무릎 관절은 우리의 체중을 흡수하고 분산시키는 역할을 한다. 그래서 체중이 늘어날 때 큰 영향을 받는다. 체중이 1kg 늘어날 때마다 무릎 관절에 가해지는 압력은 약 4kg이나 증가한다. 계단을 오를 때는 늘어난 체중의 5~10배, 쪼그려 앉을 때는 10~12배까지도 압력이 증가한다.

# 무릎 건강을 위해
# 생활 습관과 식습관부터 바꿔라

무릎 건강을 지키기 위해서는 생활 습관을 개선해야 한다. 무릎에 압력을 가하는 쪼그려 앉기를 피하고 바닥에 앉아 있는 좌식 생활도 바꿔야 한다. 집 안 같이 좁은 공간 속에서는 최대한 활동량을 늘리는 노력도 필요하다.

우선 바닥에 쪼그려 앉아 걸레질하거나 욕실 바닥을 청소할 때는 낮은 의자를 사용해 **무릎에 가는 압력을 줄여야 한다.** 처음에는 익숙하지 않아 불편할 것 같지만 사용하다 보면 익숙해지고 무릎 건강에도 큰 도움이 된다. 낮은 의자보다는 높은 의자가 좋고, 높은 의자보다는 서는 것이 좋다는 것을 기억해야 한다.

두 번째는 일상생활을 할 때 방바닥에 앉는 자세를 금해야 한다. 소파는 등받이일 뿐, 바닥에 앉는 게 더 편하다는 사람들이 많다. 하지만 이 습관을 고치지 않으면 절대 무릎 건강을 지킬 수 없다. 바닥 대신 소파, 식탁, 의자로 일상을 확 바꿔야 한다.

마지막으로 좁은 공간 속에서 최대한 활동량을 늘리는 것이 중요하다. 집안일을 하다 보면 활동 범위가 좁을 수밖에 없다. 이런 상황에 같은 자세를 오랜 시간 유지하는 것도 무릎 관절에 무리가 된다. 특히 집안일은 요리 하나를 해도 오래 한자리에 서 있어야 한다. 조금 부산스러워 보이더라도 활동량을 늘리는 게 중요하다. 부엌일을 잠깐 하다가 청소도 좀 하고, 다시 부엌일을 하는 식으로 이곳저곳을 오가며 일하는 습관이 좋다.

생활 속에서 무릎에 무리가 되는 자세를 교정하는 것도 중요하지만 식습관의 개선도 중요하다. 곰탕이나 도가니탕처럼 특정 음식이 무릎에 좋다는 속설은 많은데, 사실 특별히 무릎 관절염에 좋은 음식은 없다. 다양한 영양소를 고르게 섭취하는 것이 중요하다. 늘 기본을 지키는 것이 어려운 법이다. 귀하신 몸, 3명의 사례자가 영양 전문가의 도움을 받아 식습관 상담을 받았다.

평소 3명의 사례자는 하루 2끼만 먹거나 국물에 밥을 말아서 후루룩 때우는 경우도 많았다. 특히 공통적으로 부족한 것은 채소와 단백질이었다. 단백질은 콩, 두부, 견과류 등에 포함된 식물성 단백질과 어패류, 육류에 포함된 동물성 단백질을 고루 섭취해야 한다. 고기나 생선, 달걀, 콩에 해당하는 어육류는 끼니마다 반찬으로 넣어 주면서 매일 3~4회 정도 섭취해야 한다.

가장 기본이 되는 단백질을 고기라고 생각했을 때 돼지고기, 소고기 상관없이 살코기로 40g을 섭취해야 한다. 탁구공 크기 1개라고 생각하면 된다. 생선은 손바닥 크기의 토막 하나가 50g~70g에 해당한다. 두부 5분의 1모, 달걀은 1개, 콩은 간장 종지 안에 담기는 정도, 멸치 역시 비슷한 양이다. 모두 단백질이 포함된 식품인데 이들 중, 적어도 5접시는 섭취해야 하루 단백질 권장량을 채울 수 있다.

---

**명의가 말하다**

## 쪼그려 앉기는 절대 금물

**정형외과 심재앙 교수**

생활 습관 중에서 쪼그려 앉는 행동은 절대로 피해야 합니다. 쪼그려 앉는 자세는 무릎에 부하가 많이 걸리고 관절염을 악화시킨다는 것이 명확하게 증명이 됐습니다. 침대를 사용한다든가, 식탁을 사용한다든가, 소파, 의자를 사용해서 방바닥에 앉거나 완전히 쪼그려 앉는 자세를 꼭 피해야 합니다.

# 2주간의
# 무릎 통증 완화 프로젝트

　무릎이 아프기 시작하면 움직이는 게 두려워진다. 하지만 적당한 운동을 하지 않으면 근육이 위축돼 오히려 관절염이 악화한다. 우리가 근육 운동을 하지 않아 근력이 약해지면 무릎으로 가는 부하가 커지면서 통증이 발생한다. 통증이 발생하면 움직임이 줄어들고 움직임이 줄어들면 근육은 더욱 감소하게 된다. 그렇게 되면 무릎으로 가는 부하는 더 세지고 통증 역시 더욱 증가한다. 운동을 하지 않으면 이런 악순환이 계속 반복된다. 반대로 운동을 꾸준히 하면 근육이 붙고 힘이 생기면서 통증이 조금 줄어든다. 통증이 줄어들면 활동량이 많아지고 근육은 더 증가하게 된다.

무릎은 중간이 없다. 안 좋은 사람이 계속 안 좋아지고 좋은 사람이 계속 좋아지는 이유도 운동 때문이다. 연령에 상관없이, 나이가 젊더라도 운동을 하지 않으면 통증은 더욱 증가할 수밖에 없다. 무릎 통증을 줄이기 위해서는 운동을 해야 한다.

## 2주 리프레시 무릎 운동법

### 1 데드리프트 ▶ 0:03~

Tip 발끝과 무릎이 보는 방향은 동일하게 앞으로 맞춰 준다.

### 2 서서 무릎 펴기 ▶ 2:16~

Tip 뒤꿈치를 들 때 코로 숨을 들이마시고 뒤꿈치를 내릴 때 입으로 숨을 내쉰다.

### 3 무릎 앞으로 들기 ▶ 4:03~

Tip 균형잡기 힘들다면 스틱을 이용해 지지해도 된다.

### 4 다리 옆으로 들기 ▶ 5:51~

Tip 다리를 들어 올릴 때 몸보다 앞으로 나가지 않도록 주의한다.

# 2주 무릎 건강 지키기 솔루션 이후의 변화

무릎에 부담이 덜 가는 생활 습관, 식습관, 운동까지 2주의 도전이 시작됐다. 도전 일주일 차. 강민형 씨의 집을 찾았다. 가장 달라진 것은 통증 때문에 늘 자신도 모르게 무릎을 주무르는 습관이 없어졌다는 것이다. 아직 일주일밖에 되지 않았으나 운동의 효과를 체감하고 있다고 한다.

2주 뒤에는 어떻게 달라졌을까? 무릎 관절을 펴는 힘인 신전 근력과 무릎 관절을 접는 힘인 굴곡 근력이 매우 약했던 민형 씨. 양쪽 모두 10kg 이상 늘어났다. 최초 검사 결과는 인공관절 수술을 한 환자들의 반밖에 되지 않는 수치였다. 그러나 2주 뒤의 결과는 펴는 힘이 무려 24kg까지 측정되었다. 이 수치는 50대에서도 비교적 근력이 좋은 사람을 넘어선 수치다. 앉았다 일어나는 동작이 한눈에 보기에도 불안했었는데, 이제는 근력이 생기면서 움직임이 한결 안정적으로 바뀌었다. 어떠한 약도 쓰지 않고 어떠한 치료도 하지 않았지만, 생활 습관의 교정과 운동만으로 좋아진 것이다.

도전 12일 차에 접어든 채희정 씨는 사례자 중 제일 젊은 만큼 가장 많은 운동량을 기록했다. 솔루션 운동을 오전에 20분, 오후에 20분 하고 매일 40~50분 정도 동네 한 바퀴까지 돌았다. 다리가 탄탄해진 느낌이 들고 걸을 때도 힘이 들어간 느낌이 든다고 한다.

두 집 살림하느라 무릎 펼 새 없었던 희정 씨는 2주 전보다 통증이 많이 줄었다. 검사 결과 근육량이 의미 있게 변하지는 않았다. 그런데 왜 통증은 나아졌을까? 근육량은 늘지 않았지만 근력은 늘어났기 때문이다. 근육에 힘이 생겼다는 얘기다. 실제로 2주 전과 비교할 때, 무릎을 펴는 힘과 접는 힘 모두 의미 있는 변화가 보였다. 근육량이 좋다고 해서 꼭 근육의 질이나 능력이 좋은 것은 아니다. 반대로 근육량이 적다고 해서 질과 능력이 나쁘다고 할 수도 없다. 그래서 운동을 열심히 해야 한다.

도전 8일 차를 맞은 최형수 씨도 일하는 틈틈이 운동을 열심히 했다. 운동을 하면서 평소에 쓰지 않던 근육을 써서 허벅지가 당기긴 하지만 무릎 통증은 조금 줄었다고 한다. 하루 3끼, 고른 영양소를 챙겨 먹는 노력도 이어졌다. 그렇게 일상 전체를 바꾸는 14일의 도전 후 몸은 얼마나 달라졌을까?

형수 씨 역시 희정 씨와 마찬가지로 전체 근육량은 늘지 않았지만, 무릎을 펴는 힘과 접는 힘 모두 의미 있는 변화를 보였다. 하체 근력이 향상된 것이다. 불과 2주일 전, 한 번 일어났다 앉는 것도 통증 때문에 힘겨웠던 형수 씨는 하체 근력이 생기고 나서 앉았다 일어나는 동작에 전혀 문제가 없었다. 운동을 하면 그래서 삶의 질이 개선되는 것이다. 근육량이 늘지 않더라도 근육의 능력이 늘어나면 삶의 질이 훨씬 더 나아진다.

우리는 노화를 거스를 수 없다. 퇴행성 관절염에 완치란 없지만, 통증 조절과 예방은 가능하다. 골고루 먹고, 조금 더 움직이고, 무릎에 부담이 되는 자세를 피하는 것. 이런 습관의 변화가 14일, 한 달, 1년이 될 때 그 기적이 시작될 것이다.

# 누구나 무릎 통증에서 탈출할 수 있다

## 1 퇴행성 관절염이란?

무릎 관절을 구성하는 뼈 사이에는 연골이라 불리는 물렁뼈가 있다. 이 연골은 체중을 분산하고 충격을 흡수해 주는데, 관절을 오래 쓰다 보면 연골이 점차 파괴되면서 뼈와 뼈가 직접 부딪힌다. 이 과정에서 통증과 기능 장애, 변형을 유발하는 질환이 바로 퇴행성 관절염이다.

## 2 퇴행성 관절염의 증상은?

퇴행성 관절염을 의심할 수 있는 증상에는 통증, 부기, 강직, 열감 등이 있다.

### 3 퇴행성 관절염은 4단계로 나뉜다

퇴행성 관절염은 4단계의 병기로 나눌 수 있다. 엑스레이를 봤을 때 이상은 없지만 연골이 닳아 염증이 생기고 통증이 있으면 1기, 연골에 골극이 작게 나타지만 간격이 유지되면 2기, 연골이 반 이상 마모되고 관절 간격이 좁아지면 3기, 연골이 완전히 마모돼 뼈와 뼈가 맞닿는 상태를 가장 심각한 4기로 본다. 1~2기에는 생활 습관의 교정, 식습관 개선, 꾸준한 운동으로 퇴행성 관절염이 빠르게 진행되는 것을 충분히 늦출 수 있다.

### 4 허벅지 근육을 키워야 한다

허벅지 근육은 무릎연골이 받는 체중 부하를 줄여 준다. 허벅지 근육이 약해지면 무릎에 가해지는 체중 부하가 더 커지고, 움직일 때 무릎의 불안정성이 늘어나면서 부상이나 통증을 유발한다.

### 5 특별히 무릎 관절염에 좋은 음식은 없다

다양한 영양소를 고르게 섭취하는 것이 매우 중요하다. 특히 단백질의 섭취가 중요한데, 단백질은 콩, 두부, 견과류 등에 포함된 식물성 단백질과 어패류, 육류에 포함된 동물성 단백질을 고루 섭취해야 한다. 고기나 생선, 달걀, 콩에 해당하는 어육류는 끼니마다 반찬으로 넣어매일 3~4회 정도 섭취해야 한다.

척추는 우리가 서서 걸어 다니고 활동하는 데 있어서 우리 몸을 지지하는 가장 기본이 되는 신체 구조물이다. 그뿐만 아니라 척추 안으로는 팔, 다리로 가는 신경들이 분포되어 있어 척추에 문제가 생기면 보행 자체가 불가능해지거나 여러 가지 신경 증상들도 나타날 수 있기에 척추 건강이 매우 중요하다. 하지만 10명 중 8명이 겪고 있다는 허리 통증. 이제 지긋지긋한 허리 통증에서 탈출해 보자.

# 6장

## 지긋지긋한
## 허리 통증
## 탈출기

# 성별과 나이 불문, 누구에게나 찾아오는 허리 통증

10명 중 8명이 겪고 있다는 국민병, 허리 통증. 그렇다 보니 성별과 나이를 불문하고 누구에게나 허리 통증이 찾아온다. 우리 몸의 중심이라고 할 수 있는 척추는 위에서부터 목뼈인 경추, 등뼈인 흉추, 허리뼈인 요추로 이뤄져 있다. 척추 마디 사이를 연결하는 물렁뼈가 우리가 흔히 말하는 디스크라고 불리는 추간판이다.

경추, 흉추, 요추 중에서 요추가 가장 많은 통증을 일으키며, 상대적으로 흉추의 통증이 덜하다. 흉추에 통증이 적은 이유는 갈비뼈가 있기에 움직임이 덜해서 문제가 쉽게 발생하지 않는다. **상대적으로 움직임이 많은 경추와 요추에서는 문제가 쉽게 발생한다. 특히 요추는 머리와**

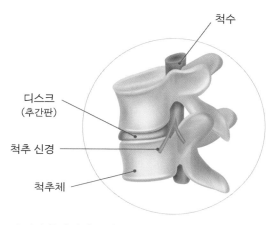

척수

디스크
(추간판)

척추 신경

척추체

우리가 흔히 말하는 디스크는 척추 마디 사이를 연결하는 역할을 한다.

**몸통의 무게를 모두 감당해야 해서 경추보다 요추 질환이 훨씬 많다.**

척추는 우리가 서서 걸어 다니고 활동하는 데 있어서 우리 몸을 지지하는 가장 기본이 되는 신체 구조물이다. 그뿐만 아니라 척추 안으로는 팔, 다리로 가는 신경들이 분포되어 있어 척추에 문제가 생기면 보행 자체가 불가능해지거나 여러 가지 신경 증상들도 나타날 수 있기에 척추 건강이 매우 중요하다.

척추에 가장 많이 발생하는 질환에는 척추추간판탈출증, 퇴행성 변화가 생기는 척추관협착증, 척추전방전위증 등이 있다. 추간판탈출증은 말 그대로 척추와 뼈 사이에 있는 추간판 자체에서 수핵이 탈출해서 신경을 누르게 되는 것이다. 주로 젊은 사람들에게 급성으로 나타나는 경우가 많다. 그에 비해서 척추관협착증, 척추전방전위증은 노화로 발생하는 퇴행성 질환이라고 할 수 있다. 척추관협착증과 척추전방전위증을 치료하는 방법은 여러 가지가 있는데, 기본적으로 운동과 생활 습관 교정을 포함한 보존적 치료를 우선으로 시행하게 된다. 보존적 치료만으로 증상이 나아지지 않을 때는 수술까지도 고려해야 한다.

특히 고령인 경우, 허리 통증으로 시작한 전신적인 쇠약으로 여러 가지 부작용이 생기게 되면서 결국 사망에 이르는 경우도 적지 않다.

우리는 노화를 막을 수는 없지만 노화를 늦출 수는 있다. 나이를 먹고 노화가 진행되면 추간판 자체도 노화된다. 젊고 건강한 추간판은 수분도 많고 어느 정도 높이도 유지되지만, 나이가 들수록 수분도 빠지면서 높이도 낮아진다. 자연스러운 노화 현상이 통증을 일으키는 요소가 되고 신경을 누르게 되면서 일상을 서서히 무너뜨린다. 하지만 척추 근육이 좀 더 건강하다면 노화가 진행되는 과정을 좀 더 늦출 수 있고, 당연히 통증이 나타나는 시기도 늦어지게 된다.

---

명의가 말하다

## 척추 근육 강화는 운동으로

**정형외과** 김성규 교수

척추 근육이 약화된 분들이 약을 먹어서 좋아지는 방법은 현재까지 없습니다. 운동으로 척추 근육을 강화하는 것뿐입니다. 운동을 하면 뼈가 강화되는 효과 또한 있기에 지속적인 운동이 절대적으로 필요합니다.

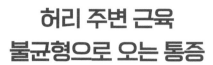
사무직에 종사하는 30대 후반의 가장 신한성 씨는 평소 서 있는 시간보다 앉아 있는 시간이 더 길다. 보통 8시간 정도 근무를 하는데, 집에서 근무하는 날에는 14시간까지도 책상 앞에 앉아 있다. 목부터 어깨, 허리까지 쭉 이어지는 뻐근한 통증은 벌써 5년째 가시지 않고 있다.

마사지 기구는 한성 씨의 오랜 동반자. 때로는 복대 같은 보조기구로 완전 무장까지 한다. 이렇게까지 하는데도 뻐근함이 느껴질 때면 습관처럼 몸을 꺾으며 '두둑'하고 큰 소리를 내서 풀기도 한다. 하지만 지긋지긋한 허리 통증은 나아질 기미가 안 보인다.

실제로 만성적인 허리 통증으로 보호대를 착용하는 사람들이 많은

데, 과연 보호대는 정말 허리 통증에 도움이 될까? 정형외과 김성규 교수는 "장기간 착용을 하게 되면 복대 자체에 의존성이 생기고 그로 인해 허리 근력이 약화한다는 보고가 있어서 보호대를 장기간 사용하는 것은 주의해야 한다"라고 말한다.

또, 관절을 꺾으며 소리를 내는 습관도 고칠 필요가 있다고 강조한다. 소리가 나는 것은 뼈와 뼈 사이가 부딪히거나, 뼈 주위 구조물들이 마찰하면서 생기는 현상이다. 그런데, 마찰이 계속될수록 관절에는 좋지 않다. 손가락을 많이 풀고 꺾으면 손가락 마디가 두꺼워지는 것처럼 허리도 관절이기 때문에 더 지속하면 협착증으로 번질 수도 있다.

나아지지 않는 한성 씨의 허리 통증은 도대체 무엇이 문제일까? 정확한 상태를 파악하기 위해 엑스레이와 등속성 근기능 검사를 진행했다. 등속성 근기능 검사란 허리의 최대근력을 측정하는 검사다. 그동안은 침을 맞는 게 전부였다는 한성 씨는 혹시나 안 좋은 결과가 나올까 봐 걱정부터 앞선다.

검사 결과, 엑스레이로 봤을 때 뼈 자체에는 큰 이상이 없는 것으로 나타났다. 한성 씨가 호소하는 통증은 근육 문제에서 비롯된 것으로 보인다는 전문가의 의견이다. 허리 근력은 크게, 앞으로 구부릴 때 쓰는 '굴곡 근력'과 허리를 뒤로 펼 때 쓰는 '신전 근력'으로 나눌 수 있다. 한성 씨는 현재, 굴곡 근력 165, 신전 근력 95로 굴곡 근력보다 신전 근력이 약한 상태다.

허리에 도움이 되고자 했던 행동들이 오히려 허리 주변 근육에 무리가 가고 허리 주변 근육 불균형으로 이어진 것이다. 따라서 신한성 씨는 업무 중 바른 자세를 유지하고 허리 근력 운동에 집중해야 한다. 또한 습관적으로 하던 소리가 날 때까지 몸을 비트는 행동도 멈춰야 한다. 한 몸같이 착용했던 보조기구도 사용 시간을 줄이는 노력을 해야 한다.

─ 명의가 말하다 ─

## 편한 자세의 위험성

**정형외과** 김성규 교수

일을 장시간 하다 보면 누구나 본인이 편하게 느끼는 자세를 취하게 됩니다. 하지만 그 자세가 허리 주변 근육에는 무리일 수 있습니다. 몸이 앞으로 기운다거나, 거북목을 해서 목이 앞으로 굽는다거나, 척추 주변 근육에 부담이 갈 수 있는 자세를 지속하고 있어 통증이 생기고 불편감이 생길 수 있습니다.

# 퇴행성 변화로 인한 허리 통증

서울 살다가 5년 전 남편의 고향으로 귀농한 60대 중반 박미자 씨. 여유로운 삶을 기대했지만, 늘 할 일이 넘친다. 도시에 살 때는 먹을 만큼만 까던 마늘이 까도 까도 끝이 보이지 않을 정도다. 오랫동안 쭈그려 앉아 일하다 보면 생기는 아찔한 상황들도 있다.

"일어날 때도 어딘가 짚어야 일어날 수 있고 앉을 때도 뭔가를 양쪽에 잡아야 앉을 수 있어요. 그냥 앉으려면 중심을 잡지 못하고 그냥 뒤로 넘어가 버려요. 아직은 젊다고 생각하는데, 몸이 이러니 비참해요."

끊어질 것 같은 허리와 욱신거리는 엉덩이 때문에 이제는 앉고 서는 것조차 불안하다. 허리는 물론 다리 뒤쪽까지 당기는 찌릿찌릿한 통증이 밀려올 때면 그저 진통제로 하루하루를 버틴다. 가족들 뒷바라지에 자신의 허리 건강은 돌보지 못했던 박미자 씨. 약을 먹을 정도의 통증은 어디에서 오는 걸까? 건강 상태를 알아보기 위해 정밀한 검사를 진행했다.

박미자 씨는 현재 4번 요추뼈가 5번 요추뼈에 비해, 앞으로 살짝 빠져 있는 상태. 이를 '척추전방전위증'이라고 한다. 과도한 허리 사용으로 척추뼈가 앞으로 밀리면, 결국 신경이 지나는 척추관을 압박하게 된다. 그렇게 되면 척추관이 점점 좁아지면서 척추관협착증으로 이어지기도 한다. 사람은 누구나 직립보행을 하는데, 척추가 앞으로 빠지게 되면 시간이 가고 나이가 들수록 더욱 앞으로 빠져나올 수 있다. 허리 모양 자체가 약간 기울어져 있는 상태이기 때문이다.

박미자 씨가 텃밭 일과 집안일을 할 때 자주 하는 구부정한 자세가 허리에 위험한 이유는 허리가 받는 압력이 높아지기 때문이다. 서 있을 때 허리 디스크에 가해지는 압력이 100이라면, 앉은 자세는 140으로 높아진다. 특히 앉은 상태에서 무거운 물건을 들어 올리면 디스크의 압력이 275까지 치솟게 된다. 그만큼 허리는 자세의 영향을 많이 받는다.

특히 쪼그리고 앉아 있을 때, 디스크에 하중이 가장 많이 가게 된다. 걸레질할 때 엎드리거나 쪼그려 앉는 것도, 설거지할 때 싱크대 앞에서 허리를 구부리는 것도 모두 척추에 무리가 가는 자세다.

박미자 씨는 불안정한 척추를 받쳐 줄 근력도 약한 상태다. 척추관협착증을 막기 위해서는 이제부터가 중요하다. 좌식 생활보다는 테이블과 의자를 적극적으로 활용하고 틈틈이 운동도 해야 한다. 척추관협착증 전 단계에서 수술까지 가지 않으려면 낮은 바닥에 앉아야 하는 작업 의자를 바꾸고, 일하는 중간 휴식을 취하고, 일상에서 좌식 생활을 줄이면서 허리 근력 운동을 꼭 해야 한다.

─ 명의가 말하다 ─

## 무조건적인 수술은 정답이 아니다

**정형외과** 김성규 교수

어떤 수술을 하더라도 안전과 결과에 대해서 100% 장담할 수 있는 수술은 없습니다. 물론 마비가 생기는 등 심각한 상황에서는 당장 수술하는 게 원칙입니다. 하지만 바로 수술해야 하는 상황이 아니라 주로 호소하는 증상이 통증일 경우라면 단계별로 치료해야 합니다. 그렇게 해서도 '도저히 안 되겠다', '생활하는 게 너무 힘들고 삶의 질이 떨어진다'고 호소를 하면 그다음에 수술을 고려할 수 있습니다.

# 과도한 허리
# 사용으로 생긴 통증

오전 7시가 되면 어김없이 전복 양식장으로 출근한다는 50대 중반의 김형준 씨. 양식장의 규모가 크다 보니 먹이 주는 데만 꼬박 3박 4일이 걸린다. 전복의 먹이는 물을 잔뜩 머금은 다시마의 무게는 상상 이상이다. 기계 힘을 빌린다 해도 먹이를 주고 나면 이곳저곳 안 쑤시는 곳이 없다.

"허리는 그게 제일 힘들어요. 한 번 삐끗하면 3일 정도 못 일어나요. 뭐 하나 주우려고 허리를 숙였다가 일어서면서 삐끗해요. 지난번에는 김 한 톳, 그게 100장이잖아요. 그거를 들고 일어나다가 그대로 주저 앉은 적도 있어요."

깃털처럼 가벼운 김에게 그렇게 속수무책으로 당할지 누가 알았을까? 오히려 몰라서 당했던 건 아닐까? 바다 일에는 정년도 없는데 허리가 언제까지 버틸지 걱정이다.

"평생 해 왔던 일인데 지금 직업 전향을 어떻게 해요. 할 수 없잖아요. 어지간하면 시골 사람들은 그냥 아픈 거 참고 일해요. 그런데 아예 일을 못하게 해 버리면 시골 사람들은 병나요. 그래서 그게 제일 겁납니다."

허리 통증이 심할 때는 무릎을 꿇은 채 거의 모든 생활을 한다. 양반다리로 앉으면 통증이 더 심해지기 때문이다. 모든 에너지를 바다에 쏟고 집에 돌아오면 몸은 천근만근. 운동은 생각도 못 할 일이다. 대신 통증이 심할 때면 병원에 가 주사를 맞아 버렸다. 하지만 근본적인 해결책이 되진 않았다.

10년 이상 통증 주사를 맞은 형준 씨는 현재 어떤 상태일까? 검사 결과 척추뼈에 큰 이상은 없었지만, 허리 곡선인 C 커브가 부족했다. 활동량이 많아서인지 형준 씨의 최대 근력은 30대인 신한성 씨보다도 컸다. 그런데, 보통은 신전 근력이 굴곡 근력보다 더 크게 나오는데 근육맨 형준 씨조차 굴곡 근력 245, 신전 근력 155로 허리를 뒤로 펼 때 쓰는 신전 근력이 유독 약했다. 근육 불균형이 있는 것이다. 허리 근육의 불균형은 통증의 원인이 되기도 한다.

과사용하던 허리를 쉬게 하면서 자주 스트레칭하면 체중 부하가 될 때 허리 척추뼈에 가는 압력을 분산할 수 있다. 당연히 허리에 부담을 덜 수 있다. 운동을 통해 척추 근육이 강화되고 튼튼한 사람들은 통증도 덜 느끼게 된다. 운동과 휴식은 2주간 형준 씨에게 꼭 필요한 솔루션이다.

---

명의가 말하다

## 휴식을 습관으로

**정형외과** 김성규 교수

사람이 서서 걸어 다니는 이상 허리 통증은 따라올 수밖에 없습니다. 젊을 때는 아무 문제가 없었지만, 특히 나이가 들면서 조금씩 문제가 생기게 됩니다. 생활 습관이나 일을 과도하게 하면 허리 부담이 더 늘어나기 때문에 허리 병이 생기기 쉽습니다. 하고 싶은 일들을 완벽하게 해내려고 무리하면서 건강이 좋아지길 기대하기는 어렵습니다. 자주 스트레칭도 하고, 1시간 일하면 5~10분 정도 휴식 시간을 가지는 게 습관이 되어야 합니다.

# 허리 통증 탈출을 위한 휴식과 회복

늘 제자리였던 허리 통증. 과연 이번엔 벗어날 수 있을까? 전략은 간단하다. 휴식과 회복! 반복적인 자세와 움직임으로 허리가 쉬지 못하고 있지만 움직임과 자세 교정을 통해서 충분히 회복할 수 있다.

하던 일을 잠시 멈추고 스트레칭을 하면서 자연스럽게 근육을 수축, 이완하자. 움직임 균형이 회복되면 이것이 곧 휴식이 된다. 또한 옆구리를 스트레칭하기도 하고 척추를 잡아 주는 모든 방향에 움직임을 주면서 자세를 곧게 세우면 반복적으로 한쪽만 사용하던 근육을 다양하게 움직일 수 있다. 이 과정을 통해 자연스럽게 몸의 기능을 회복할 수 있다.

건강한 허리, 통증 없는 허리를 만들기 위해서는 허리를 둘러싼 모든 근육을 사용해야 한다. 특정한 근육만 반복해서 사용하는 것은 통증의 원인이 된다. 근육이 수축하고 이완하는 움직임을 만드는 것은 신경이다. 모든 근육을 사용한다는 것은 한쪽 근육이 수축할 때 다른 한쪽 근육이 이완하면서 그쪽 신경을 사용하는 것이다. 반대쪽으로 움직이면 이완했던 근육은 수축하고, 수축했던 근육은 이완되는 것이다. 척추가 기능할 수 있는 모든 유형으로 움직여준다면 척추를 곧게 잡아줄 수 있는 안정성이 높아진다.

─── 명의가 말하다 ───

## 움직여야 회복할 수 있습니다

**자세전문가 송영민**

허리 디스크나 허리 근육은 걷고, 자주 달리고, 다양한 방향으로 움직여야 기능이 살아납니다. 우리는 서 있을 때 다리 쪽으로 체중을 분산시킵니다. 그런데 한 자세로 오래 앉아 있으면 체중을 다리 쪽으로 분산시키지 못해 허리와 엉덩이로 체중이 모두 실립니다. 대부분 허리가 구부정한 상태로 앉아 있게 되는데, 그러면 디스크도 뒤로 밀리고 허리가 일자로 펴지게 되면서 근육은 늘어나게 되고, 허리가 긴장하게 됩니다. 그 상태에서 움직임이 없으면 근육, 디스크, 주변의 힘줄 등에 영양 공급이나 에너지 공급이 제대로 되지 않습니다. 점점 굳어가죠. 하나만 기억하면 됩니다. 우리 몸은 움직여야 회복될 수 있습니다.

# 2주간의
# 허리 통증 완화 프로젝트

    운동 효과를 얻기 위해서는 반복성과 규칙성이 따라야 한다. 모든 운동은 꾸준히 하지 않으면 효과를 얻기 힘들다. 2주간 실시할 솔루션 운동은 3가지 특징이 있다.

    첫째, 허리를 둘러싼 모든 근육을 사용하는 것. 모든 근육을 사용해 몸의 기능을 회복하도록 돕는 것이다. 둘째, 쉬운 동작으로 구성되어 있다는 것. 허리가 너무 긴장되어 있거나 통증이 있는 누구라도 손쉽게 따라 할 수 있도록 쉬운 동작들로 구성되어 있다. 셋째, 많은 에너지를 쏟지 않고 틈틈이 할 수 있다는 것. 현대인들은 이미 자신들이 하는 일을 통해 많은 에너지를 소비하고 있다. 그런 상태에서 운동에 또 다른 에너지를 쓰게 되면 운동을 지속할 수 없다. 그래서 바른 자세와 정확한 움직임만 있다면 에너지를 많이 쓰지 않아도 회복과 휴식을 가능하게 하는 운동으로 구성되어 있다. 이런 가벼운 동작이라도 꾸준히 열심히 실천하면 큰 효과를 얻을 수 있다.

많은 사람이 운동이라 하면 대부분 근육을 크게 만들고 뭔가 살을 빼기 위해서 땀을 뻘뻘 흘려야 한다고 생각한다. 하지만 그런 운동은 지속하기 어렵다. 물론 그런 운동들도 효과가 있겠지만 통증을 줄이기 위한 기능 회복 운동은 바른 자세로, 꾸준히, 오래 하는 게 답이다.

## 허리 튼튼! 별 운동법

\* **별 운동법의 3가지 대원칙!**

① 배를 집어넣고 키를 크게 한다.

② 손과 발을 몸에서 멀어지게 펼치듯이 움직인다.

③ 아침, 점심, 저녁, 매일 3번씩 한다.

## 1 별 기울이기　　　　　　　　　　▶ 1:04~

> **Tip** 몸이 옆으로 돌아가지 않도록 주의한다.

## 2 별 돌리기 ▶ 3:12~

**Tip** 양쪽 움직임에 차이가 느껴진다면, 척추가 옆으로 휘어져 있다는 의미다. 잘 되는 쪽만큼 안 되는 쪽 움직임을 만들어 주면서 실시한다.

## 3 별 비틀기 ▶ 5:17~

**Tip** 같은 손과 같은 발이 움직이면 안 된다. 손과 발을 교차해서 움직여야 한다.

## 4 별 젖히기 ▶ 7:03~

**Tip** 허리를 뒤로 너무 많이 젖히지 않도록 주의한다.

## 5 삼각형 동작 ▶ 8:50~

**Tip** 버티는 동안 호흡하며 아랫배에 힘을 줘야 한다.

## 테니스공 1개로 끝내는 허리 마사지

## 1 척추기립근 마사지 ▶ 0:22~

**Tip** 아픈 부위를 찾아 편안하게 누워서 마사지하면 된다.

## 2  요방형근 마사지  ▶ 1:23~

Tip  골반과 갈비뼈 사이에 테니스공을 넣고 몸을 살짝 기울인 상태에서 마사지할 때, 아픈 부위가 느껴지면 그 부위가 요방형근 앞통점이다. 압통점을 부드럽게 풀어 주면 허리 통증을 줄일 수 있다.

## 3  장요근 마사지  ▶ 2:38~

Tip  테니스공을 살짝 놓고 엎드려서 비비면 된다.

## 나이야가라 체조

## 1  엄지척! 바깥 돌리기  ▶ 0:11~

## 2  어깨 회전하기  ▶ 0:28~

## 3  손 끌어당기며 가슴 펴기  ▶ 0:46~

Tip  양손을 허리 옆으로 당길 때 귀와 어깨가 최대한 멀어지도록 한다.

4   기지개 켜며 가슴 열기                               ▶ 1:16~

> **Tip** 너무 과도하게 몸을 젖히지 않아도 된다.

5   서서 배영 하기                                      ▶ 1:34~

> **Tip** 몸통까지 같이 회전해야 한다.

6   양팔 돌리고 돌리기                               ▶ 2:02~

7   두 손 당기며 가슴 열기                           ▶ 2:33~

8   몸통 회전하기                                      ▶ 3:02~

# 2주 허리 통증 완화 프로젝트 이후의 변화

바다와 육지를 넘나들며 열심히 운동한 3명의 사례자를 일주일 뒤 다시 만났다. 먼저, 쭈그려 앉는 게 일상이었던 박미자 씨는 금방이라도 주저앉을 듯 앉고 서는 것조차 불안했었다. 그사이에 어떤 변화들이 생겼을까?

몇 시간이고 구부정하게 앉아 있던 미자 씨의 자세는 통증을 부르는 나쁜 자세였다. 그런데 이제는 편안하게 의자에 앉아서 마늘을 깔 수 있는 작업대를 남편이 손수 만들어 줬다. 무릎이 불편한 미자 씨를 위한 발 받침대까지 있는 맞춤형 작업대가 탄생했다. 이때, 허리에 부담을 줄이려면 발을 번갈아 가면서 받침대에 올려야 한다. 양쪽 발을 모두 올리면 오히려 허리에 무리가 갈 수 있다.

또 하나 더 알아 둘 것은 허리의 C자 곡선을 유지하는 것이다. 만약 의자가 일자로 되어 있다면 쿠션 같은 것을 이용해 허리를 살짝 받치면 금상첨화다. 등받이 없는 낮은 의자에 종일 쪼그리고 앉아 작업하던 이전과는 완전히 달라진 작업 환경이다.

자주 움직이지 않는다는 말은 근육도 움직임 없이 그 상태로 경직되고 있다는 얘기다. 그렇게 되면 근육 자체의 혈액순환이 많이 떨어지고 노폐물의 배출이 쉽지 않아 통증이 발생하기에 더 쉬운 상황이 된다. 미자 씨는 이제 1시간 작업 시 잠시 멈추고 허리를 펴는 스트레칭과 휴식을 갖는 것도 잊지 않는다.

매일 하는 집안일 중 하나인 빨래를 할 때도 주의해야 할 점이 있다. 빨래하다 허리를 삐끗하는 사람들이 의외로 많은데, 허리에 무리 안 가는 빨래 팁도 자세전문가 송영민 소장에게 배워 봤다. 빨래를 들어 올릴 때 무심코 허리만 굽혔다간 삐끗하기에 십상이다. 이때는 허리를 곧게 편 상태로 무릎을 먼저 구부리는 게 중요하다. 물건을 들어 올릴 때도 마찬가지다. 디스크는 마음의 준비를 했을 때보다 무방비 상태에서 찾아온다는 점을 기억해야 한다. 별것 아닌 것 같아도 이런 습관이 수년간 쌓인다면 10년, 20년 뒤에도 허리 꼿꼿하게 펴고 다닐 수 있다. 노후가 달라지는 것이다.

2주 뒤, 병원을 찾아 이전과 동일하게 엑스레이와 근력 검사를 실시했다. 수술할 단계는 아니지만 척추전방전위증이 있었던 박미자 씨.

허리 근육에서 중요한 굴곡 근력과 신전 근력의 최대치가 2주 전보다 확실히 늘었다. 굴곡 근력은 98에서 132로 증가했고, 신전 근력은 62에서 79로 증가했다. 이 2가지 근육을 모두 균형 있게 강화하는 게 허리 근육에는 가장 중요하다. 특히 허리

**요추 주변 근육 명칭**

• 척추뼈 뒤쪽 근육인 신전근: 척추기립근, 반극근, 다열근 등
• 척추뼈 앞쪽 근육인 굴곡근: 복직근, 대요근 등

신전근 중에서도 다열근이라는 근육이 있는데, 이 근육의 약화가 허리 통증과 깊은 관련이 있다는 연구는 지속적으로 보고 되고 있다. 박미자 씨는 허리가 앞으로 빠져 있는 척추전방전위증이 있어 특히나 허리를 뒤에서 잡아 주는 신전근이 매우 중요하다.

이번에는 신한성 씨를 만났다. 퇴근 후 아들 둘과 놀아 주려면 허리가 휠 지경이라는 한성 씨. 요즘은 척추 운동을 아이들과 함께하는데, 새로운 놀이가 생긴 것 같아 재밌게 하고 있다고 한다. 여전히 앉아 있는 시간이 많은 한성 씨, 통증은 좀 줄었을까?

"예전엔 퇴근하고 오면 어깨에 50kg짜리 무게가 있었다고 하면 지금은 한 10kg 정도? 그만큼 몸이 되게 가벼워진 것 같습니다."

의자에 앉을 때 엉덩이를 살짝 걸쳐 앉는 한성 씨. 자세전문가 송영민 소장에게 내 몸에 맞는 의자 높이를 맞추는 방법과 의자에 맞는 바른 자세까지 배웠다. 의자에 앉을 때 다리가 공중에 떠 있으면 다리 자체의 무게 때문에 아무래도 허리가 앞으로 빠져나갈 수 있다. 따라서

다리와 의자 높이를 같게 맞추는 것이 중요하다. 또한 의자에 앉았을 때 옆에서 보면 허리, 어깨, 목, 머리가 일직선상에 놓이는 게 가장 바른 자세다. 사무실에서 허리가 묵직할 땐 앉아서 테니스공 마사지를 해도 통증 완화에 도움이 된다. 테니스공이 없을 때는 주먹을 이용해 비벼도 된다.

늘 허리가 경직됐던 한성 씨의 결과는 어떻게 나왔을까? 한성 씨는 특히 신전 근력의 향상이 눈에 띄었다. 굴곡근과 신전근의 근력 차이는 70에서 40으로 낮춰져 근육의 불균형이 2주 전에 비해 좋아졌다.

전복을 자식처럼 돌봤던 김형준 씨는 일주일 사이 척추 운동 전도사가 되었다고 한다. 틈틈이 운동을 하면서 허리 통증이 대부분 사라졌다고 한다. 양반다리가 되지 않아서 늘 무릎을 꿇고 죄지은 사람처럼 앉아 있었는데, 이제는 아무런 문제 없이 양반다리도 할 수 있게 되었다. 물론 양반다리 자세는 허리를 뒤로 기울이면서 불안정해지는 자세이긴 하다. 그래서 허리에 좋은 자세라고 할 수는 없지만 불가능했던 자세가 가능해진 건 허리가 그만큼 안정성이 높아졌다는 뜻이다.

전복 양식장에 다녀오면 녹초가 되어 운동은 꿈도 못 꿨던 형준 씨. 지금은 생업만큼이나 운동이 소중하다.

"운동은 해서 남 줄 거 아니잖아요. 제 몸을 생각한다면 계속해야죠. 좋아서 스스로 하게 되더라고요."

자세전문가 송영민 소장이 극한의 작업 환경을 점검하기 위해 직접 선실을 살폈다. 허리는 뒤틀리고 발은 공중에 떠 있는 좁은 선실 안. 모든 것을 바꿀 순 없지만 허리를 받쳐 주는 경사 방석과 1시간에 한 번씩 휴식 시간을 알려 주는 타이머를 설치했다.

근육으로 단련된 형준 씨는 수치상의 변화는 크게 없었지만 스스로 느끼는 통증은 거의 사라졌다. 요즘은 숙면까지 취한다고 한다. 척추는 우리 삶의 기둥이다. 허리는 우리 몸의 가장 중심에 있기에 거의 모든 부분에 영향을 미친다. 허리 건강이 망가지게 되면 남은 삶이 지옥과 같을 수도 있다는 경각심을 가지고 허리 건강에 유념해야 한다.

## 내 몸에 맞는 의자 만들기

1 발바닥에서부터 뒤 허벅지까지의 정강이 높이를 측정한다.

2 바닥에서부터 방석까지의 의자 높이를 측정한다.

3 의자 높이가 낮으면 몸이 아래로 쏠리기 때문에 의자 높이와 정강이의 길이를 동일하게 맞춘다.

4 엉덩이를 뒤로 최대한 붙이고 등받이에 한 번 기댄다.

5 허리 받침대가 뜰 때는 쿠션을 받쳐서 C자 곡선을 유지한다.

## 피해야 하는 의자

1 바퀴 없는 의자: 바퀴가 달린 의자로 움직여 체중을 분산시킨다.

2 허리를 받쳐 줄 수 없는 의자: 허리 지지대가 있는 의자를 선택하고 허리 쿠션을 받쳐주는 게 좋다.

# 누구나 허리 통증에서
# 탈출할 수 있다

## 1  허리는 우리 몸의 중심이다

허리가 아프면 상체도 제대로 움직일 수 없고 하체도 제대로 움직
일 수 없다. 허리를 튼튼하고 유연하게 움직이는 게 일상생활에서
매우 중요하다.

## 2  허리 통증은 성별과 나이를 불문하고 누구에게나 찾아온다

척추에 가장 많이 발생하는 질환에는 척추추간판탈출증, 척추관협
착증, 척추전방전위증 등이 있다. 추간판탈출증은 척추와 뼈 사이에
있는 추간판 자체에서 수핵이 탈출해서 신경을 누르게 되는 것이다.

주로 젊은 사람들에게 급성으로 나타나는 경우가 많다. 그에 비해서 척추관협착증, 척추전방전위증은 노화가 되면서 발생하는 퇴행성 질환이라고 할 수 있다.

### 3  척추의 노화 현상을 늦출 수 있다

척추의 자연스러운 노화 현상이 통증을 일으키는 요소로 작용하고 척추가 신경을 누르면서 일상을 서서히 무너뜨린다. 하지만 척추 근육이 좀 더 건강하다면 노화가 진행되는 과정을 좀 더 늦출 수 있고, 당연히 통증이 나타나는 시기도 늦어진다.

### 4  약만으로는 척추 건강을 되돌릴 수 없다

척추 근육이 약해진 사람들이 약을 먹는다고 해서 척추 건강이 호전되지는 않는다. 오직 할 수 있는 것은 운동으로 척추 근육을 강화하는 것이다. 운동을 하면 뼈가 강화되는 효과가 있으므로 척추 건강을 위해서는 지속적인 운동이 필요하다.

### 5  허리 근육의 균형이 중요하다

허리 근육은 크게, 앞으로 구부릴 때 쓰는 '굴곡근'과 허리를 뒤로 펼 때 쓰는 '신전근'으로 나눌 수 있다. 이 두 근육의 균형이 깨지면 허리 통증의 원인이 된다. 특히 신전근 중 다열근의 약화는 허리 통증을 유발하는 요인으로 꼽힌다.

## 6 허리를 둘러싼 모든 근육을 사용해야 한다

건강하고 통증 없는 허리를 만들기 위해서는 허리를 둘러싼 모든 근육을 사용해야 한다. 특정한 근육만 반복해서 사용하는 것은 통증의 원인이 된다. 앞, 뒤, 옆 척추가 기능할 수 있는 모든 유형으로 움직이면 척추의 안정성이 높아진다.

## 7 1시간에 1회씩 휴식을 취하며 회복해야 한다

자주 움직이지 않고 있다는 말은 근육도 움직임 없이 그 상태로 경직되고 있다는 얘기다. 그렇게 되면 근육 자체의 혈액순환이 원활하지 않고 노폐물의 배출이 쉽지 않아 통증이 발생하기 더 쉬운 상황이 된다. 1시간 작업 시 잠시 멈추고 허리를 펴는 스트레칭을 하며 근육도 회복해야 한다.

## 8 의자에 앉을 때 바른 자세는?

앉을 때 다리가 공중에 떠 있으면 다리 자체의 무게 때문에 아무래도 허리가 앞으로 빠져나갈 수 있다. 따라서 다리와 의자 높이를 같게 맞추는 것이 중요하다. 또한 의자에 앉았을 때 옆에서 보면 허리, 어깨, 목, 머리가 일직선상에 놓이는 게 가장 바른 자세다.

## 9 통증을 줄이기 위한 운동은 꾸준히 하는 것이 가장 효과적이다

많은 사람이 운동이라 하면 대부분 근육을 크게 만들고 뭔가 살을 빼기 위해서 땀을 뻘뻘 흘려야 한다고 생각한다. 하지만 그런 운동은 지속하기 어렵다. 물론 그런 운동들도 효과가 있겠지만 통증을 줄이기 위한 기능 회복 운동은 바른 자세로, 꾸준히, 오래하는 게 답이다.

## 10 보호대의 장기간 착용은 오히려 해가 된다

만성적인 허리 통증으로 복대와 같은 보호대를 착용하는 사람들이 많다. 하지만 보호대를 장기간 착용하게 되면 복대 자체에 의존성이 생기고 그로 인해 허리 근력이 약화한다는 보고가 있으므로 장기간 사용하는 것은 주의해야 한다.

하루 8시간 이상을 앉아 모니터를 보고, 퇴근 후에는 스마트폰을 보는 일상인 사람들에게 '거북목'과 '일자목'은 뗄레야 뗄 수 없는 단어이다. 머리가 앞쪽으로 이동할수록, 고개를 많이 숙일수록 목뼈에는 큰 하중이 발생한다. 40도 정도로 고개를 숙이고 스마트폰을 보거나 조작하는 동작만으로도 목뼈에는 약 20kg의 무게가 실리게 된다. 초기에 자세 교정이나 운동만 열심히 한다면 충분히 되돌릴 수 있지만, 한번 망가지면 되돌리기 어려운 게 경추 질환이라는 점을 명심하자.

# 7장

# 목 디스크 막는
## 2주의 기적

# 망가지면
# 돌이킬 수 없는 목

일반적으로 거북목과 일자목은 거의 같은 상황에서 사용되는 말이지만, 개념적으로 조금 차이가 있다. 거북목은 머리가 어깨보다 앞으로 나와 있는 '자세'를 이르는 용어이고, 일자목은 말 그대로 목의 C자 곡선이 사라지고 일자로 '변형'된 것을 말한다. 거북목을 유발하는 자세를 취하다 보면 목 앞쪽의 근육들은 긴장이 되고, 목 뒤편 근육들은 점점 약해지면서 유연성이 떨어진다. 그러다 보면 목의 깊은 근육이 짧아지면서 목뼈의 각도가 일자로 바뀌게 된다.

머리가 앞쪽으로 이동할수록, 고개를 많이 숙일수록 목뼈에는 큰 하중이 발생한다. 보통 성인의 머리 무게는 4~5kg 정도로 거의 볼링공

무게에 육박한다. 40도 정도로 고개를 숙이고 스마트폰을 보거나 조작하는 동작만으로도 목뼈에는 약 20kg의 무게가 실리게 된다고 알려져 있다.

목뼈(경추)는 총 7개의 분절로 이루어져 있다. 각각의 목뼈 사이에는 추간판(디스크)이 있어 충격을 흡수하고 목을 보호하는 역할을 한다. 목을 숙이는 자세를 반복하면 디스크 속 섬유륜에 상처가 발생하고 이런 증상이 계속되면 섬유륜이 변형되면서 디스크가 바깥쪽으로 밀려 나온다. 이것이 추간판탈출증, 우리가 흔히 말하는 목 디스크다. 이때 밀려 나온 디스크가 신경근을 누르면서 통증이 발생하는데, 말초신경을 타고 어깨와 팔, 손가락까지 그 통증이 전달된다.

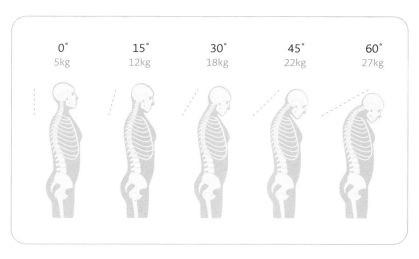

**고개 숙임에 따라 경추에 가해지는 압력**

목뼈, 즉 경추 질환은 점점 나빠진다. 그나마 다행인 것은 거북목이나 일자목 상태에서는 자세 교정이나 운동만 열심히 한다면 충분히 되돌릴 수 있다는 점이다. 하지만 그대로 방치해 디스크, 협착증, 척수병증까지 진행된다면 수술을 하더라도 장애가 남을 수 있다. 한번 망가지면 되돌리기 어려운 게 경추 질환이다. 따라서 거북목이나 일자목 상태에서 더 이상 나빠지지 않도록 자세를 교정하고 꾸준히 운동하는 노력을 해야 한다.

---

**명의가 말하다**

# 디스크의 수명은 생활 습관에 달려 있다

**재활의학과** 박중현 교수

디스크는 강한 충격이나 반복되는 충격으로 손상이 누적되거나, 불균형이 있어 한쪽에 반복적으로 충격을 받으면 빨리 망가지게 됩니다. 디스크의 튼튼한 정도는 유전으로 타고나는 것이지만, 얼마나 오랫동안 사용할 수 있는가는 생활 습관에 달려 있습니다. 따라서 바른 생활 습관을 가지는 것이 디스크를 보호하는 데 굉장히 중요합니다.

# C자 곡선이 사라진
# 일자목

16개월 된 쌍둥이를 육아 중인 30대 후반 양기주 씨. 첫째 아들이 벌써 중학생인데 다시 육아 전쟁 중이다. 첫째를 키울 때와는 기주 씨의 체력이 다르다. 이렇게 저렇게 목을 움직여 봐도 통증은 여전하다. 오히려 목에서 시작된 통증이 어깨와 머리로 번지기 일쑤다. 그렇다고 육아를 하지 않을 수도 통증 가실 날이 없다.

"너무 아플 때는 목이랑 어깨를 도려내고 싶더라고요. 병원에 가서 주사도 맞아 보고, 마사지도 꾸준히 받고 했는데 괜찮아지는 건 그때 뿐이에요."

결국 믿을 건 남편 손뿐, 매일 남편에게 마사지를 받는다. 여러 가지

시도를 했지만 정말 효과가 없었기 때문에 마지막이라는 생각을 가지고 〈귀하신 몸〉 출연을 결정했다.

기주 씨 역시 병원을 찾아 검사를 받았다. 검사 결과, 누가 봐도 흐트러짐 없이 꼿꼿한 일자목이다. 경추는 원래 C자 곡선이 있어야 하는데, 곡선이라고는 전혀 찾아볼 수 없다. 목을 펴거나 숙일 때도 일자 모양이 그대로 유지되는 것으로 봐서 목 주변의 근육도 많이 경직된 것으로 보인다는 재활의학과 박중현 교수의 소견이다.

기주 씨는 3D 자세 분석 결과 목뼈 각도가 11도로, 심한 거북목이다. 거북목 자세를 오래 하다 보면 목의 깊은 근육이 짧아지게 되고, 경추의 곡선이 C자에서 일자로 바뀌게 된다. 아치형의 C자 목선을 가져야 충분한 하중을 버틸 수가 있는데, 일자로 변형이 되면 지탱할 수 있는 능력이 감소하게 된다.

C자형 목으로 지탱할 머리 무게가 4~5kg 정도 된다면, 일자목이 지탱해야 할 무게는 7~8kg이 된다. 목이 짓눌리고 있다. 재활의학과 박중현 교수는 "사례자가 아직 30대이지만, 척추가 망가지는 속도는 40대를 넘어가고 있습니다. 몇 년 사이에 오십견도 올 거예요. 일단 한 번 망가지면 계속 고생하면서 사시게 될 겁니다. 편안한 노후라는 건 없어요. 이를 예방하려면 거북목과 일자목을 해결하는 방법밖에 없습니다"라며 강력하게 경고했다.

# 지긋지긋 목 통증, 디스크가 시작됐다

하루 8시간 이상 책상에서 모니터를 보며 일하는 40대 직장인 이규호 씨. 집에서나, 직장에서나 갈고리 모양의 휴대용 안마기를 손에서 놓지 못한다. 목 통증 때문이다. 척추에 좋다는 방석, 등받이, 보조의자 등을 쓰지만 특별한 효과는 없다.

"컴퓨터를 하다 보면 목이 앞으로 나가잖아요. 흔히 말하는 거북목. 이 자세로 몇십 년을 살아오다가 한 3개월 전쯤부터는 갑자기 통증처럼 다가오더라고요."

규호 씨가 〈귀하신 몸〉의 문을 두드린 것은 요즘 들어 증상이 심상치 않아져서다. 왼쪽 손가락과 오른쪽 손가락 느낌도 다르고, 잘 때 누우면 팔과 어깨 쪽이 저리는 증상까지 있어서 바로 잠들지 못한다. 일에 집중하면 자신도 모르게 점점 앞으로 나가는 목. 규호 씨는 전형적인 거북목이다.

거북목은 어깨선보다 머리가 앞쪽으로 나와 있는 상태를 얘기한다. 우리 머리는 앞쪽으로 갈수록, 고개를 많이 숙일수록 큰 하중이 발생한다. 무거운 하중을 버티다 보면 목뼈는 금방 한계에 다다르게 되고 결국 망가지게 된다. 목디스크나 협착증이 발생하고 심해지면 전신마비까지 진행되는, 무서운 질병의 시작점에 있는 상태라고 할 수 있다.

규호 씨는 통증으로 잠을 이루지 못하는데, 잠자리도 침대가 아닌 방바닥이다. 침대는 아무래도 몸이 푹 꺼지다 보니 상대적으로 목이 더 불편한 것 같아서 요즘에는 딱딱한 바닥에서 잠을 자고 있다고 한다.

며칠 후, 규호 씨가 병원을 찾았다. 목 통증의 원인을 알기 위해 EOS 전신 엑스레이와 3D 자세 분석기로 검사를 했다. 손저림 증상이 있어 MRI 검사가 추가됐다. 규호 씨의 목 상태는 어떨까?

검사 결과, 일자목이 관찰되었다. 특이한 것은 아래쪽은 약간 곡선이 살아 있고, 위쪽은 완전히 펴진 일자목이다. 일부분이라도 곡선이 살아 있으니 다행일 것 같지만 문제는 바로 이 부분이다. 우리 목에 경직된 부분과 유연한 부분이 있으면 그 경계가 되는 부분에 충격이 심하게 오게 된다. 결국 그 부위가 디스크 발생에 취약한 지점이 된다. 아니나 다를까, 경계에 있는 디스크가 조금 튀어나온 것을 확인할 수 있었다. 디스크가 시작된 것이다. 디스크가 자꾸 튀어나오면 주변에 있는 신경을 누르고, 신경을 누르는 정도가 심해지면 척수병증이 발생한다. 척수병증은 척수라는 큰 신경다발이 손상되어 발생하는 질환으로 심한 경우 걷지도 못하고 목 아래를 거의 못 쓰게 되는 상황까지 발생할 수 있다.

---

명의가 말하다

# 거북목과 일자목 해결을 위한 방법

**재활의학과** 박중현 교수

척추는 위아래가 연결되어 있습니다. 귀걸이와 바나나를 이용해 목과 허리를 동시에 교정할 수 있습니다.

- **끈 달린 귀걸이 활용법**: 끈이 달린 귀걸이를 착용합니다. 의식하지 않고 평소처럼 앉으면 귀걸이 끈이 어깨 봉제선에서 앞쪽으로 떨어지게 되는데, 늘 귀걸이 끈을 의식하면서 최대한 어깨 봉제선에 맞추도록 노력합니다.
- **바나나 이미지 활용법**: 귀걸이 끈만 의식하고 자세를 잡으면 오히려 자세가 흐트러질 수 있습니다. 항상 척추 뒤쪽에 바나나가 있다고 생각합니다. 하루에 한 번도 바나나가 꺾이거나 틀어져서 부러지는 일이 없다는 생각으로 생활하세요.

# 결국 자세가
# 문제다

고3 수험생인 최지용 씨는 목 통증 때문에 방송 출연을 결심했다. 수업 시간, 통증 때문에 좀처럼 수업에 집중하질 못한다. 고개도 숙여 보고, 목도 주무르고, 볼펜으로 아픈 곳을 지압도 하지만 소용없다. 수업이 끝나고 집으로 가는 길, 이때부터 학교에서는 못 보던 스마트폰이 등장한다. 길을 걸으면서도 스마트폰을 보느라 눈을 떼지 못한다. 지하철 안도 마찬가지. 승객들도 대부분 고개가 스마트폰을 향한다. 익숙한 풍경이다. 집으로 돌아와서도 소파에 누워 스마트폰 삼매경에 빠진 지용 씨. 스마트폰을 보고 있는 시간만큼은 통증도 잠시 잊고 행복감에 빠진다고 한다.

"물리치료도 받았고 도수치료도 병원을 옮겨 가면서 받았어요. 약도 먹어 보고 진통제도 먹는데, 다 제자리더라고요. 좀 답답한 걸 넘어서 이제 거의 체념하고 살아요."

몇 달 후면 수능 시험을 치러야 할 지용 씨에게 긴급 처방이 필요해 보인다. 이제 겨우 19세인 지용 씨의 목뼈는 어떤 상태일까? EOS 전신 엑스레이와 3D 자세 분석기로 검사를 시행했다. 진료실에 들어오는 지용 씨를 재활의학과 박중현 교수가 유심히 관찰한다. 무언가 심상치 않은 눈빛이다.

"항상 그렇게 걸어요?"

"제가 어떻게 걸었죠?"

고등학생인데 마치 60~70대 할아버지 같은 자세로 걷고 있는 지용 씨. 신발이 문제였다. 등교할 때도, 하교할 때도, 병원에 올 때도 항상 신고 다니는 슬리퍼. 슬리퍼를 신고 보폭을 넓혀서 걸으면 슬리퍼가 뒤로 빠지게 되니 자연스럽게 보폭이 짧아진다. 문제는 보폭이 짧아지면 뒤쪽에 있는 다리 근육을 많이 안 쓰게 되어 다리 길이도 짧아진다는 것이다.

실제로 옆에서 찍은 엑스레이 사진을 보니 지용 씨의 무릎이 구부러진 것을 확인할 수 있었다. 거의 11도 정도 구부러져 있는 상태다. 허벅지 뒤쪽이 짧아지니 골반도 10도 정도 뒤쪽으로 넘어가 있는 것도 확인할 수 있다. 척추는 옆에서 봤을 때 S자 모양이어야 하지만 척추도 일자, 목도 일자가 되었다. 아직은 젊어서 모르지만 10년이 되고

20년이 지나면, 남들보다 빨리 디스크가 찾아올 수 있는 심각한 상태라는 것이다.

평소 늘 메고 다니는 크로스백도 문제다. 누워 있으면 척추가 펴지지만 서 있을 때는 크로스백을 메고 자세가 삐뚤어지다 보니 척추 주변에 있는 근육이 그 자세에 적응되어 척추가 휘어져 있는 것이다.

하루 3~4시간 고개를 숙이고 스마트폰을 사용하는 지용 씨. 스마트폰을 볼 때 보통 목을 30~40도 정도 구부리게 된다. 고개를 30도 숙였을 때 숙이는 시간 동안 약 15kg의 추가적인 무게가 든다. 머리 무게가 4~5kg이니 추가 무게 15kg을 더하면 목에 가해지는 하중은 약 20kg이 된다. 여기에 목이 앞으로 1cm 빠질 때마다 목뼈가 견뎌야 하는 하중은 2~3kg씩 증가한다. 45도면 약 22kg, 60도면 약 27kg이다. 30도 정도로 머리를 숙여서 스마트폰을 보고 있다면 목이 망가지는 시기는 점점 앞으로 당겨질 것이다.

# 디스크가 오기 전,
# 거북목과 일자목을 해결하라

＋

목 통증을 호소하며 병원을 찾는 많은 환자가 디스크 전 단계로 진단받는 경우가 많다. 당장 통증을 견디기 힘들어 약을 처방받거나 주사를 맞거나, 심한 경우 수술을 원하기도 한다. 디스크 전 단계라면 중요한 것은 통증을 막는 치료가 아니다. 디스크로 가지 않도록 하는 것이다. 디스크가 오기 전에 거북목과 일자목을 해결해야 한다. 거북목과 일자목을 해결할 수 있는 핵심은 자세 교정과 꾸준한 운동이다.

주전자에 담긴 물을 컵에 계속 따른다고 가정해 보자. 물은 곧 넘치고 주변은 엉망이 될 것이다. 이 상황은 3가지 단계로 나눠 볼 수 있다. 첫 번째는 주전자로 컵에 물을 따르는 단계, 두 번째는 컵에서 물이 차

오르는 단계, 세 번째는 컵에서 물이 넘치는 단계다. 병원에서 약이나 주사 치료를 하는 행위는 컵에서 흘러넘친 물을 치우는 동작에 해당하는 것이다. 물이 흘러넘치기 전이라면 주전자를 덜 기울여서 물을 천천히 차오르게 하거나 컵을 훨씬 큰 것으로 바꿔 물이 바닥으로 흘러넘치지 않게 하면 된다. 자세 교정은 주전자로 물을 천천히 따르는 것이고, 운동은 컵을 대용량으로 바꾸는 행위라고 할 수 있다.

원인이 있고 과정이 있고 결과물이 있는데 결과물에 대해서만 치료하는 것은 의미가 없다. 근본적인 원인을 해결해야 한다. 자세 교정과 운동법으로 거북목과 일자목을 개선한다면 자연스럽게 목의 통증도 좋아질 것이고 디스크도 예방할 수 있다.

---

**명의가 말하다**

## 디스크는 누적되어 발생하는 질환

**재활의학과** 박중현 교수

디스크는 어떤 충격이 계속 누적되어 손상을 일으키는 누적 외상성 질환 Cumulative Trauma Disorders입니다. 때문에 누적 손상을 일으키는 나쁜 자세를 교정하고 운동하지 않는 습관을 바꿔야만 디스크로 발전하지 않고 척추 건강을 지킬 수 있습니다.

# 목 디스크를 막는
# 2주의 기적

    목 통증으로 고생하는 사람들 중 평소 나쁜 스트레칭을 하는 경우가 많다. 특히 뻐근하다고 우두둑 소리가 나게 목을 꺾는 행동은 매우 위험하다. 이는 목의 불안정성이 더 커지는 대표적인 나쁜 스트레칭이다. 우리 목뼈는 경동맥과 척추동맥 같은 중요한 동맥과 척추신경이 지나간다. 목뼈는 다른 척추뼈보다 움직임이 크고 유연한데, 목을 자꾸 꺾거나 돌리면 신경과 혈관이 손상될 수 있다. 나쁜 스트레칭 대신 안전한 마사지로 뻐근한 목을 풀어 주자.

    뻐근한 목을 풀었다면 목 통증을 확실하게 줄이는 3가지 운동으로 목과 어깨를 부드럽게 해 보자. 나비 동작, 벌새 동작, 독수리 동작은 목을 직접적으로 자극하지 않는다. 어깨 근육 움직임을 통해 목 근육을 스트레칭할 수 있기에 목을 건강하게 하는 운동이다.

여기에 척추 명의가 처방하는 목 건강을 위한 2가지 운동도 병행하는 것이 좋다. 첫째, 두턱 만들기는 목 주변의 뻣뻣하고 짧아진 근육을 늘리는 운동으로 누구나 쉽게 할 수 있는 운동법이다. 둘째, 목이 안 좋은 사람들은 어깨가 앞쪽으로 말리는 라운드 숄더까지 진행되기 때문에 어깨 운동도 필요하다. TWTY 운동은 짧아진 흉근을 스트레칭해 라운드 숄더를 예방하고 견갑골 주변을 부드럽게 해 목과 어깨의 통증을 줄이는 효과가 있다.

**통증 잡는 초간단**
**12345 마사지**

## 1 검지를 이용한 1번 마사지 ▶ 0:05~

**Tip** 턱뼈 뒤에 움푹 들어가 있는 곳을 찾는다. 잘 들어가는 곳도 있지만 단단하게 안 들어가는 곳도 있다. 그 지점을 찾아야 한다.

## 2 검지와 중지를 이용한 2번 마사지 ▶ 1:05~

**Tip** 평소 거북목 자세로 스마트폰을 많이 보는 사람들은 목빗근이 짧아지게 된다.

2번 마사지를 해준 상태에서 목을 한번 세워주면 목을 반듯하게 세울 수 있다.

## 3  세 손가락을 이용한 3번 마사지　　　　　　　　　　▶ 2:20~

**Tip**　일자목일 경우 목 중간, 두통이 있는 경우 머리 아래쪽, 거북목일 경우 목 아래

쪽이 아플 가능성이 크다. 각자 아픈 부위를 먼저 풀어준다.

## 4  주먹 마디를 이용한 4번 마사지　　　　　　　　　　▶ 4:36~

**Tip**　턱관절에 관여하는 근육이라 스트레스와 관련이 있다. 이 근육은 수직으로 수

축하기 때문에 가로 방향으로 원을 그리며 풀어 주면 좋다.

## 5  다섯 손가락을 이용한 5번 마사지　　　　　　　　　　▶ 5:55~

**Tip**　피부를 끌고 다니는 느낌이 나도록 비벼야 근육을 풀어 줄 수 있다.

---

### 목과 어깨가 부드러워지는
### 3가지 운동

## 1  나비 동작　　　　　　　　　　　　　　　　　　　　▶ 0:05~

**Tip**　숙일 때 편안하게 숨을 들이마시고 펼 때 숨을 내쉰다.

**2 벌새 운동** ▶ 3:40~

> **Tip** 처음에는 팔을 크게 돌리지 말고 작게 돌리다가 점점 크게 돌린다.

**3 독수리 운동** ▶ 5:25~

> **Tip** 원을 최대한 크게 그린다.

## 척추 명의가 처방하는
## 목 건강 필수 운동

**1 두턱 만들기 운동** ▶ 27:43~

**2 TWTY 운동** ▶ 28:16~

> **Tip** 문틀에 서서 동작을 하면 훨씬 수월하다.

# 목 디스크 막는
# 자세 교정

오늘도 쌍둥이 육아 전쟁 중인 기주 씨의 집을 자세 전문가 송영민 소장이 찾았다. 가장 눈에 띄는 나쁜 자세는 양반다리다. 양반다리를 하면 정강이뼈는 안쪽, 허벅지뼈는 바깥쪽으로 꼬이고, 골반은 뒤로 넘어간다. 등이 뒤로 가면서 머리는 앞으로 나와 거북목으로 가는 지름길이 된다. 양반다리를 오래 하면 목, 어깨, 허리가 불편해질 수밖에 없다. 좌식 생활을 피할 수 없는 육아지만 되도록 소파 생활을 해야 한다. 소파가 깊다면 허리 뒤에 쿠션을 받치는 것도 필수다. 소파 생활을 하다가 내려와서 아이들과 놀아 주는 것도 좋다. 특히 한 자세를 반복하는 것은 좋지 않다.

## 어떤 베개가 좋은 베개일까?

베개는 본인이 편한 베개가 제일 좋다. 비싸다고 좋은 건 아니다. 공장에서 찍어 나오는 베개로 모든 사람을 만족시킬 순 없다. 그래서 본인에게 맞는 베개를 찾아야 한다. 사람이 누우면 등에서 목 뒷부분이 침대에서 뜰 수밖에 없다. 목부터 어깨까지 충분히 채워지는 것이 좋은 베개의 조건이다. 베개에 누웠을 때 코 높이와 턱이 수평선에 올 수 있는 높이가 되어야 한다.

또 다른 문제점은 바로 수면 자세다. 기주 씨는 목을 45도 이상 뒤로 젖히고 자야 편하다고 하는데, 이는 최악의 수면 자세다. 몸이 불균형한 상태에서 자면 짧아진 근육은 계속 짧아지고 길어진 근육은 계속 길어져 악순환이 된다. 절대로 양질의 수면을 할 수 없는 자세다. 바로 눕는 자세는 척추를 가지런하게 하고 누워 목이 아래로 쳐지지 않도록 수건을 말아서 목과 베개 사이에 받쳐 주는 것이다.

규호 씨가 일하는 사무실. 나쁜 자세를 유발하는 환경을 찾아 일대일 맞춤형 솔루션을 제공하기 위해 송영민 소장이 방문했다. **목에 좋은 사무 환경의 기본 조건은 일단 내가 바른 자세가 되어야 한다는 것이다.** 도구에 나를 맞추는 게 아니라 나에게 도구를 맞춰야 한다.

사무실에서 목에 가장 많은 영향을 미치는, 가장 많이 사용하는 기구는 모니터다. 올바른 모니터 높이는 어떻게 맞춰야 할까? 모니터 위에서 3분의 1지점에 눈높이를 맞춰야 한다. 36cm 모니터라면 12cm 정도에 눈높이가 와야 한다. 모니터 높이가 너무 낮다면 모니터 받침대나 책 등을 활용해 높이를 조정해야 한다. 눈높이가 안 맞고 눈높이보다 아래로 내려다보기 때문에 목 통증을 더 호소하는 경우가 많다.

앉은 자리에서 거북목을 교정하고 싶다면 각 휴지를 이용해도 좋다. 등 쪽 날개뼈 사이에 각 휴지를 세로로 댄다. 이 상태에서는 머리만 앞으로 내미는 게 어렵다. 등을 펴도록 도와주면서 머리가 앞으로 밀려 나지 않게 하는 방법이다. 이 자세는 굽은 어깨와 굽은 목을 교정하는 데 효과적이다. 하지만 너무 오랫동안 하면 허리가 긴장될 수 있으니 하루 5분 정도만 하는 것이 좋다.

## 목 디스크를 막는 2주의 기적 프로젝트 이후의 변화

목 디스크를 예방하는 프로젝트를 진행한 지 12일째 되는 날, 중간 점검을 해 봤다. 프로젝트를 하며 귀걸이를 한 번도 빼지 않았다는 기주 씨는 생활 습관도 많이 바뀌었다. 쌍둥이를 돌볼 때 바닥보다 가능하면 식탁을 이용한다. 운동은 하루 3번은 기본, 생각날 때마다 수시로 하고 있다. 실천을 위해 목뼈 일지도 열심히 썼는데, 놀라운 경험을 했다고 한다.

"한 3~4일 차부터 목이 안 아프기 시작했고, 남편에게 어깨 주물러 달라고 한 번도 안 했어요."

15일간의 솔루션을 꾸준히 실천한 기주 씨. 2주 전 심각했던 목 통증은 얼마나 나아졌을까? 병원을 찾아 검사를 진행했다. 검사 결과, 2주 전에는 앞으로 11도 정도 기울어지는 거북목이었는데, 이제 목뼈 각도 3도로 정상 목이 되었다. 2주 전에는 통증 지수 10점 만점에 8~9점이었지만, 지금은 0점으로 통증이 완전히 사라졌다.

"아픈 게 없어지니까 생활이 즐거워요. 예민하지 않고, 기쁨이 있는 거예요. 짧은 기간 동안 너무 많은 걸 얻고 감사한 부분들이 많아서…. 정말 깊이 감사드립니다. 진심이에요."

버스정류장에 앉아서 버스를 기다리고 있는 고3 수험생, 지용 씨도 만났다. 어딘가 사뭇 다른 모습. 프로젝트 전하고 자세가 완전히 달라졌다. 우선 한쪽으로만 메고 다니던 가방을 백팩으로 바꿨다. 가방 위에 스마트폰을 얹고 눈높이에 맞춰 보는 것도 꿀팁이다. 좁은 보폭으로 걷게 했던 슬리퍼도 운동화로 바꾸었다. 무엇보다 60~70대 할아버지 같던 걸음걸이가 젊어졌다. 역시 솔루션 귀걸이도 착용하고 있었다.

"평소에 통증도 많이 줄었어요. 맞아요! 솔루션을 하는 동안 두통이 한 번도 없었어요."

지용 씨의 상태는 어떤지, 2주 뒤에 같은 검사를 진행했다. 검사 결과, 원래 6도 정도 기울어지는 거북목이 있었는데, 목뼈 각도가 1도로 좋아졌다. 이뿐만이 아니다. 14도 정도 척추가 휘어 있었는데 9도 정도로 좋아졌다. 한눈에 봐도 척추가 펴졌다. 의학적으로 10도가 안 되면 측만이 아니라고 얘기한다. 척추측만증에서도 벗어난 것이다. 이밖에도 무릎이 완전히 펴지지 않는 모습도 관찰되었는데, 그 역시 30%

정도 좋아진 것을 확인할 수 있었다.

2주 만에 좌우 균형, 앞뒤 균형, 골반, 다리, 척추가 전반적으로 다 좋아진 것이다. 재활의학과 박중현 교수 역시 2주 만에 큰 변화가 있었고, 신기할 정도로 좋아졌다며 비결을 물었다.

"목 아픈 걸 이번에 어떻게든 고쳐 보려고 운동을 정말 열심히 했어요. 아무리 피곤하고 졸려도 '운동을 하고 자야 내일 목이 덜 아프겠다'라고 생각하며 한 번도 거르지 않았어요. 가방도 바꾸고, 2주 동안 진행하면서 슬리퍼를 신은 적이 없어요."

바른 자세를 유지하려고 애쓰다 보니 지하철이나 버스만 타도 사람들의 자세가 보였다는 지용 씨. 사람들의 나쁜 자세에서 과거 자기 모습이 보였다고도 한다. 조금만 노력해도 이렇게 달라질 수 있는데…. 정작 스스로를 가장 아프게 했던 건 자신이었던 것 같아 반성하고 있다고 한다.

스마트폰 사용 시간이 하루 7, 8시간이었던 규호 씨도 요즘은 셀카봉을 사용해 곧은 자세를 유지한다. 갈고리 안마 대신 운동도 열심히 한다.

"일단 일주일 지났을 때부터 통증이 확실히 없어졌기 때문에 요즘에는 갈고리 안마기를 사용하지 않아요."

40대 중반, 이미 디스크가 시작된 규호 씨의 목뼈에도 변화가 있을까? 머리가 앞쪽으로 10도 정도 기울어져 심한 거북목이 있었는데, 2주 만에 6도로 좋아졌다. 10도면 심한 거북목이고 5도면 약한 거북목이 시작하는 정도이니, 절반은 좋아진 셈이다.

2주 전에는 통증 지수 10점 만점에 7~8점이었지만, 지금은 0점이라고 해도 될 것 같다고 한다. 하지만 일자목이 있는 부분까지 완벽하게 좋아지진 않았다. 좋지 않은 자세 때문에 퇴행성 변화의 속도가 굉장히 빨랐는데, 그 속도를 많이 늦췄다는 것에 큰 의미가 있다.

─── 명의가 말하다 ─────────────────────────

## 목 건강은 자세와 운동이 가장 중요합니다

**재활의학과** 박중현 교수

제가 20년 넘게 진료를 했지만, 사례자들의 변화에 굉장히 감동했습니다. 솔직히 보름 만에 이렇게 좋아질 줄은 예상을 못 했습니다. 통증, 기능, 객관적 수치가 전부 다 호전이 됐습니다. 이번 기회를 통해서 확신하셔도 될 것 같습니다. 목 건강은 자세나 운동으로 충분히 좋아질 수 있습니다.

# 누구나 목 디스크를
# 예방할 수 있다

## 1 거북목과 일자목은 개념적으로 차이가 있다

거북목은 머리가 어깨보다 앞으로 나와 있는 '자세'를 이르는 용어
이고, 일자목은 말 그대로 목의 C자 곡선이 사라지고 일자로 '변형'
된 것을 말한다.

## 2 고개를 숙일수록 목뼈에는 부담이 된다

머리가 앞쪽으로 이동할수록, 고개를 많이 숙일수록 목뼈에는 큰 하
중이 발생한다. 목이 앞으로 1cm 이동할 때마다 목뼈가 견뎌야 하
는 하중은 2~3kg씩 증가한다. 45도 숙이면 약 22kg, 60도 숙이면

약 27kg의 하중이 더해진다.

## 3 목을 숙이는 자세를 반복하면 경추 질환이 생긴다

목을 숙이는 자세를 반복하면 디스크 속 섬유륜에 상처가 발생하고 이런 증상이 계속되면 섬유륜이 변형되면서 디스크가 바깥쪽으로 밀려 나온다. 이것이 추간판탈출증, 흔히 말하는 목 디스크다.

## 4 거북목과 일자목 해결을 위한 방법

### ① 끈 달린 귀걸이 활용법

끈이 달린 귀걸이를 착용한다. 의식하지 않고 평소처럼 앉으면 귀걸이 끈이 어깨 봉제선에서 앞쪽으로 떨어지게 된다. 늘 귀걸이 끈을 의식하면서 최대한 어깨 봉제선에 맞추도록 노력한다.

### ② 바나나 이미지 활용법

귀걸이 끈만 의식하고 자세를 잡으면 오히려 자세가 흐트러질 수 있다. 항상 척추 뒤쪽에 바나나가 있다고 생각해야 한다. 하루에 한 번도 바나나가 꺾이거나 틀어져서 부러지는 일이 없다는 생각으로 생활하자.

## 5 디스크 전 단계라면 중요한 것은 통증을 막는 치료가 아니다

디스크로 진행되지 않도록 하는 게 더 중요하다. 디스크가 오기 전에 거북목과 일자목을 해결해야 한다.

## 6 디스크 예방의 핵심은 자세 교정과 운동이다

디스크는 어떤 충격이 계속 누적되어 손상을 일으키는 누적 외상성 질환이다. 때문에 누적 손상을 일으키는 나쁜 자세와 운동하지 않는 습관을 바꿔야만 척추 건강을 지킬 수 있다.

## 7 양반다리는 거북목으로 가는 지름길이다

양반다리를 하면 정강이뼈는 안쪽, 허벅지 뼈는 바깥쪽으로 꼬이고, 골반은 뒤로 넘어간다. 등이 뒤로 가면서 머리는 앞으로 나와 거북목으로 가는 지름길이 된다.

## 8 바른 자세로 자는 것도 목 건강에 도움이 된다

몸이 불균형한 상태에서 자면 더 심한 불균형을 유발한다. 바로 눕는 자세는 척추를 가지런하게 하고 누워 목이 아래로 쳐지지 않도록 수건을 말아서 목과 베개 사이에 받치는 것이다.

## 9 거북목을 예방하기 위해 모니터 높이도 조정해야 한다

올바른 모니터 높이는 모니터 위에서 3분의 1지점에 눈높이를 맞춰야 한다. 모니터 높이가 너무 낮다면 모니터 받침대나 책 등을 활용해 높이를 조정해야 한다.

**10 나쁜 스트레칭 습관을 버리고 안전한 운동을 해야 한다**

목을 자꾸 꺾거나 돌리면 신경과 혈관이 손상될 수 있다. 나쁜 스트레칭 대신 안전한 마사지로 뻐근한 목을 풀어 주는 게 좋다. 뻐근한 목을 풀었다면 어깨 근육 움직임을 통해 목 근육을 스트레칭하면 건강한 목을 만들 수 있다.

근감소증은 골격근육의 근력이 감소하고 근육량이 줄어들어 신체 기능과 삶의 질이 저하되는 질병을 의미한다. 근감소증이 있는 경우 혈당 조절 능력이 떨어져 당뇨병 발생과 밀접한 연관성이 있고, 고혈압을 비롯한 각종 심혈관계 질환의 발생 위험을 3배 정도 높인다고 알려져 있다. 여기에 낙상이나 골절의 위험성도 굉장히 높아 적극적으로 예방하고 치료해야 하는 질병이다.

# 8장

## 노화가 아니라
## 질병이다

# 근감소증

# 근감소증은
# 또 다른 질병을 부른다

생겼다 사라짐을 수 없이 반복하며 우리 몸의 균형을 이루는 근육. 서른에 최고에 달하는 근육량은 나이가 들면서 점점 줄어들고 근력도 감소하게 된다. 우리는 이를 단순한 노화 현상으로 여겨 왔다. 하지만 근감소증은 엄연한 질병이다. 세계보건기구(WHO)는 2017년에 공식적으로 근감소증을 질병으로 인정했고, 2021년, 우리나라도 공식적으로 질병 코드를 부여했다.

근감소증은 골격근육의 근력이 감소하고 근육량이 줄어들어 신체 기능과 삶의 질이 저하되는 질병을 의미한다. 그뿐만 아니라 근감소증은 또 다른 질병을 부르는 위험한 질환이다. 근감소증이 있는 경우 혈당 조절 능력이 떨어져 당뇨병 발생과 밀접한 연관성이 있고, 고혈압을 비롯한 각종 심혈관계 질환의 발생 위험을 3배 정도 높인다고 알려져 있다. 또한 치매 발생 확률을 무려 50% 이상 높이기도 한다는 연구 결과도 있다. 여기에 낙상이나 골절의 위험성도 굉장히 높아 적극적으로 예방하고 치료해야 하는 질병이다.

하지만 근감소증은 어느 정도 진행된 상태에서 발견이 되더라도 충분히 회복이 가능하다. 근감소증의 치료를 위해서는 운동과 적절한 영양 섭취가 필요하다. 유산소 운동은 전신 기능을 유지하는 데 큰 도움이 되지만, 근육을 유지하거나 근육을 키우기 위해서는 근력 운동이 우선되어야 한다. 따라서 유산소 운동과 더불어서 근력 운동을 체계적으로 하는 것이 좋다. 올바른 영양 섭취를 위해서는 단백질 섭취가 가장 중요하고 비타민D와 같은 영양소를 공급해 주는 것이 중요하다.

근감소증은 주로 60~70대에 나타나지만, 젊을 때부터 관리가 필요한 질병이다. 젊은 나이에는 근육량을 키우기 위해서 적극적으로 운동도 하고, 또 적절한 영양 섭취를 통해서 근육을 늘리는 것이 필요하다. 50대 이후부터는 열심히 만들어 놓은 근육이 줄어드는 속도를 조금이라도 늦출 수 있도록 관심을 가지고 관리해야 한다.

# 노화로 인해
# 근육과 함께 빠져나간 기운

"예전에는 산을 많이 타고 잘 걸었는데, 이제는 산에 올라가면 빨리 지쳐요. 팔 힘도 굉장히 좋았는데, 요즘은 무거운 거를 들면 지쳐요. 억지로 참고 일을 하고 나면 몸이 녹초가 되는 거죠."

10년 전, 퇴행성 관절염을 진단받은 60대 초반의 도정순 씨는 무릎 통증 때문에 활동하는 데 불편을 겪고 있다. 다리가 불편하지만, 몸을 계속 움직이려고 노력한다. 운동 삼아 집에서 15분 거리에 있는 시장에서 장을 보고 집으로 돌아가는 길. 장바구니가 무거운지 많이 지쳐 보인다. 아니나 다를까, 시장에 다녀오고 난 뒤 녹초가 되었다. 무용과 노래를 좋아해 종종 공연 무대에 서기도 했던 정순 씨는 몸이 불편해지기 시작하면서 활동을 포기해야 했다. 체력의 한계를 느끼니 아무것도 하기 싫은 무기력감이 정순 씨를 따라다니기 시작했다.

정순 씨는 왜 이렇게 기운이 없는 걸까? 정순 씨의 건강 상태를 알아보기 위해 체성분과 함께 몸의 근육량 검사를 실시했다. 이와 더불어 근감소증 설문지도 작성했다. 짐 들기, 걷기, 계단 오르기 같은 동작의 어려운 정도를 점수로 매겨서 근감소증 여부를 판단한다. 이외에도 신체 수행 능력을 확인했다. 의자에 앉았다 일어나는 동작을 5번 했을 때 12초 이상 걸리거나, 직선 6m를 걷는데 6초 이상 걸릴 경우, 양쪽 악력이 여성 18kg, 남성 28kg에 못 미치면 근감소증일 가능성이 있다고 판단한다. 종아리 굵기도 근감소증을 판단하는 중요한 지표가 된다. 줄자를 가지고 종아리에서 가장 굵은 부분 둘레를 측정했을 때 남자는 34cm, 여자는 33cm 이하일 경우 근육이 감소되었을 가능성이 있다고 판단한다.

도정순 씨는 검사 결과, 퇴행성 관절염 2기에 해당하나 수술할 정도는 아닌 것으로 확인되었다. 문제는 신체 수행 능력 검사 결과다. 악력을 제외한 모든 검사에서 근감소증에 해당하는 수치가 나왔다. 의자 일어서기 검사에서 12초 미만이 정상인데 16초가 걸렸고 좌우 종아리 둘레도 31cm로 정상에 못 미쳤다. 근육량 검사에서는 최소 5.4kg/m² 이상 나와야 하는데, 정순 씨의 골격근 지수는 4.61kg/m²으로 조금 심각한 근감소증에 해당하는 수치였다.

근력이 감소하고 근육량이 줄어들어서 건강상의 문제를 일으키고,

# 근감소증 테스트

## 1 앉았다 일어나기 검사

앉았다 일어나는 동작을 5회 진행하는 동안 걸리는 시간이 12초 미만이어야 정상

## 2 보행 능력 검사

4m, 6m 거리를 걷는 검사로 걷는 시간이 1m당 1초 미만이어야 정상

## 3 악력 검사

악력을 측정했을 때 여성은 18kg, 남성은 28kg 이상이 나와야 정상

## 4 종아리 둘레 측정

종아리에서 가장 굵은 부분 둘레를 측정했을 때 여성은 33cm 이하, 남성은 34cm 이하일 경우 근감소증 의심

## 5 근감소증 설문지

아래 항목을 체크해 총점 4점 이상일 경우 근감소증 의심

| 항목 | 질문 | 점수 |
|---|---|---|
| 근력 | 무게 4.5kg(9개들이 배 1박스)을 들어서 나르는 것이 얼마나 어려운가요? | 전혀 어렵지 않다 ········· 0점<br>좀 어렵다 ···················· 1점<br>매우 어렵다, 할 수 없다 ·· 2점 |
| 보행<br>보조 | 방안 한쪽 끝에서 다른 쪽 끝까지 걷는 것이 얼마나 어려운가요? | 전혀 어렵지 않다 ········· 0점<br>좀 어렵다 ···················· 1점<br>매우 어렵다/보조기(지팡이 등)를 사용해야 가능하다,<br>할 수 없다 ·················· 2점 |

| | | |
|---|---|---|
| 의자에서 일어서기 | 의자(휠체어)에서 일어나 침대(잠자리)로, 혹은 침대(잠자리)에서 일어나 의자(휠체어)로 옮기는 것이 얼마나 어려운가요? | 전혀 어렵지 않다 ········· 0점<br>좀 어렵다 ····················· 1점<br>매우 어렵다, 도움 없이는 할 수 없다 ··············· 2점 |
| 계단 오르기 | 10개의 계단을 쉬지 않고 오르는 것이 얼마나 어려운가요? | 전혀 어렵지 않다 ········· 0점<br>좀 어렵다 ····················· 1점<br>매우 어렵다, 할 수 없다 ·· 2점 |
| 낙상 | 지난 1년 동안 몇 번이나 넘어지셨나요? | 전혀 없다 ····················· 0점<br>1~3회 ·························· 1점<br>4회 이상 ····················· 2점 |

신체 기능과 삶의 질이 저하되는 상태를 근감소증이라고 한다. 근감소증은 각종 질병은 물론 사망률에도 연관되어 있다. 근감소증이 노화만으로 생기는 것은 아니지만, 노화와 굉장히 밀접한 연관이 있다. 우리 몸의 근육은 재생과 소실을 번갈아 하면서 균형을 이루고 있는데, 나이가 들면서 재생능력이 감소하는 여러 가지 요인들이 있다. 호르몬의 분비가 감소하거나, 만성 염증이 작용하거나, 활성산소가 증가해 재생능력이 감소하거나 소실이 증가하게 된다. 따라서 근육이 증가하기는 힘들고, 감소하기는 쉬운 몸 상태가 되는 것이다.

근육 섬유 다발로 이뤄진 우리 몸의 근육은 운동이나 관리를 전혀 하지 않으면 30세 이후 매년 1%씩 감소하게 된다. 80대가 되면 근육량은 30대의 절반 수준으로 줄어든다. 70대 이상 노인을 대상으로 한 연구를 보면 남성 21.3%, 여성 13.8%가 근감소증이라는 것을 확인할 수 있다.

아쉽게도 근감소증을 직접 치료하는 약제는 개발되어 있지 않다. 근력 운동, 단백질을 포함한 적절한 식이 섭취가 가장 중요한 예방이자 치료 방법이다. 100세 시대! 60대 초반이면 아직 노화를 맞기에는 너무 이른 나이이다. 따라서 허벅지 근육, 엉덩이 근육을 집중적으로 키우고 척추 주변 근육도 강화할 수 있는 운동을 통해 적극적으로 관리할 필요가 있다.

## 운동 부족과 영양 부족이
## 근감소증을 만든다

예전부터 통증을 달고 살았다는 50대 후반 한지영 씨는 여기저기 안 아픈 곳이 없어서 일하던 직장도 그만두게 되었다. 계단 오르기는 물론 비탈길을 걷기도 힘들고 심지어는 가만히 있어도 아플 때가 있다고 한다. 한지영 씨 역시 4년 전 퇴행성 관절염 2기 진단을 받았는데, 그 이후로는 주로 누워서 지낸다. 운동과 담쌓고 지낸 지는 이미 오래전. 헬스장도 다녀봤지만, 운동을 다녀온 다음 날은 더 아파서 종일 소파에 누워서 지냈다고 한다.

지영 씨는 요리하는 걸 즐기지 않아 평소 간단하게 끼니를 해결한다. 몸에 안 좋다는 생각에 라면을 즐겨 먹지는 않지만, 대신 국수 종류는 자주 먹게 된다고 한다. 육류는 모임이 있거나 가족이 모였을 때 섭취하는 것 말고 따로 챙겨 먹지 않는다. 생선류도 마찬가지다. 끼니는 그저 최대한 간소하게 먹는 편이다.

지영 씨는 근감소증에 얼마나 가까이 있을까? 몸 상태를 알아보기 위해 여러 가지 정밀 검사를 실시했다. 평소 운동을 전혀 하지 않는 지영 씨는 신체 수행 능력 검사 결과 근력이 정상보다 현저히 낮은 것으로 나타났다. 특히 악력은 18kg 이하로 떨어져 있으면 근력이 감소했다고 판단하는데, 13kg밖에 나오지 않아 근력이 굉장히 약한 편이었다. 골격근 지수 역시 5.2kg/m²으로 측정되어 기준치보다 감소된 것을 확인할 수 있었다. 근력이 떨어져 있고 근육량 또한 감소했기 때문에 근감소증으로 진단되었다.

근감소증을 유발하는 중요한 요소로 생활 습관과 관련된 부분들이 있다. 운동량 자체가 굉장히 부족하거나 영양 섭취가 불균형한 경우 근감소증에 조금 더 취약하다. 지영 씨는 별도의 운동을 하고 있지는 않지만, 바깥 활동을 하는 것이 운동이라고 생각한다고 했다. 물론 장을 보고 지하철이나 버스 등 대중교통을 이용하는 것이 근육 형성에 전혀 도움이 안 되는 것은 아니지만 그 정도의 활동은 기본적인 신체 활동일 뿐이다.

운동을 하지 않으면 근육, 인대가 약해지는 것은 물론이고 연골도 더 빨리 손상되어 관절을 훨씬 더 빨리 망가뜨리게 된다. 전신 건강을 개선하고 관절 통증을 줄이기 위해서 지영 씨에게는 '활동'이 아닌 '운동'이 꼭 필요하다.

지영 씨는 식습관에서도 근감소증에 위험이 되는 요소가 발견되었다. 거의 대부분 밥과 채식으로 탄수화물 위주의 식사를 하고 있다는 것. 단백질은 우리 몸의 구조를 형성하는 역할을 하는데, 근육 세포를 만들고 근육 섬유의 크기를 키우는 일을 하기 때문에 평소 잘 챙겨야 하는 영양소다. 단백질을 섭취하지 않고 탄수화물만 섭취하면 근육은 빠질 수밖에 없다. 매 끼니에 적정량의 단백질을 꼭 포함시켜야 한다.

**명의가 말하다**

## 단백질 섭취의 중요성

재활의학과 김돈규 교수

한국의 노인들을 보면 칼로리 섭취도 부족하지만, 나이가 들수록 단백질 섭취량이 부족해지는 것으로 알려져 있습니다. 65세 이상에서는 조금 부족한 편이지만 70세가 넘어가면서 단백질 섭취량이 권장량의 20% 이상 줄어들어 있다는 것을 확인할 수 있습니다. 반드시 단백질을 포함한 식사를 하고, 일부러라도 단백질을 섭취해야 합니다.

# 유산소 운동만으로는
# 한계가 있다

비가 오나, 눈이 오나, 매일 두 시간씩 걷기 운동을 한다는 70대 중반 김영찬 씨. 3년 전부터 매일 두 시간씩 걷기를 시작해 하루 평균 15,000보 정도를 걷는다. 그가 걷기 운동에 이토록 진심인 이유는 허리 때문이다. 척추관협착증으로 4년 전 인공 인대 수술을 받았다. 젊었을 땐 건강한 체격이었는데, 수술 후 살이 빠지기 시작하더니 몸무게가 10kg 이상 줄었다.

"엉덩이 살이 빠지니까 우선 딱딱한 곳에 앉아 있는 게 힘들죠. 지난번에는 산에 갔다가 다리를 접질려서 보름 가까이 고생했어요."

작년에만 두 번 정도 넘어지는 일이 생겼다는 김영찬 씨. 매일 부지

런히 운동해도 넘어질 정도로 다리에 힘이 없다. 어떤 이유 때문인지 알아보기 위해 정밀 검진을 실시했다.

근력 측정 결과 남성의 경우 악력이 28kg 이상 되어야 하지만, 영찬 씨는 오른쪽 25kg, 왼쪽 26kg으로 기준보다 조금 떨어져 있었다. 골격근 지수 역시 남자는 7.0kg/m² 이상 나와야 하지만, 5.85kg으로 측정되어 근육량이 상당히 많이 줄어든 것으로 확인되었다. 근력과 근육량이 모두 감소해 근감소증으로 진단되었다.

근육량이 줄어들면 가장 주의해야 하는 것이 낙상이다. 노인 낙상이 흔히 발생하는 부위는 척추, 손목, 고관절이다. 낙상 확률은 젊은 연령층보다 노인층에서 훨씬 높다. 특히 척추나 고관절 골절은 장기간 치료하는 과정에서 거동이 어려워지는 경우가 많다. 치료 과정에서 1년 이내에 사망할 확률이 매우 높은 질환이기도 하다.

근력과 근육이 감소하면 돌발 상황에 빠르게 대처하기가 어려워진다. 그래서 65세 이상 연령층의 신체 손상 절반이 바로 낙상 때문이라고 한다. 근력 부족으로 넘어져 골절상을 입게 되면 거동이 어려워지면서 근육이 더 빠지고, 운동 부족으로 비만이나 당뇨 또는 심혈관 질환이 올 가능성이 높아진다. 이 악순환에 빠지지 않기 위해 근력을 키우는 게 중요하다.

유산소 운동은 전신 기능을 유지하는 데는 상당히 도움이 되지만, 근육을 키우는 데는 크게 도움이 되지 않는다. 하체 운동을 해서 근육을 늘리는 것은 물론, 척추 주변에 있는 근육과 척추를 받쳐 주는 근육들도 같이 운동해야 한다. 따라서 유산소 운동과 더불어 근력 운동을 이틀에 한 번 정도, 체계적으로 한다면 근력과 증상 개선을 좀 더 효과적으로 할 수 있을 것이다.

**명의가 말하다**

# 건강 수명을 챙기자

**재활의학과 김돈규 교수**

요즘엔 장수하는 것보다 더 관심을 가지는 것이 바로 건강 수명입니다. 건강하게 살기 위해서는 근감소증을 예방하고, 관리하고, 치료하는 것이 중요합니다. 그것이 건강 수명과도 밀접하게 연관되어 있고 삶의 질과도 직접적으로 관련이 있습니다. 근감소증은 예방이 가장 중요하지만, 어느 정도 진행된 상태에서 발견이 되었더라도 충분히 회복이 가능한 질병입니다.

# 나에게 필요한 양의
# 단백질을 섭취하라

단백질은 근육이나 인대, 뼈, 머리카락, 손톱, 이런 모든 장기를 구성할 때 꼭 필요한 영양소다. 그럼에도 불구하고 국민 건강 영양조사에 따르면 65세 이상 노인 그룹에 3명 중 2명이 단백질 권장 섭취량을 충족하지 못했다. 50대 이후부터는 매년 근감소가 일어나기 때문에 노령층이 되면 단백질 섭취가 특히 더 중요하다. 근감소증에 운동이 중요하다고 객관적으로 알려져 있지만, 가장 좋은 것은 운동과 더불어 적정량의 단백질을 섭취하는 것이다.

그렇다면 단백질은 어떻게 먹으면 될까? 우리나라 일반 성인은 체중 1kg당 0.8g, 65세 이상 연령층에서는 체중 1kg당 1.2g의 단백질을 하

**내 몸에 필요한 단백질 섭취량**

**계산법**

• 65세 미만 성인: 몸무게(kg)×0.8(g)

• 65세 이상 성인: 몸무게(kg)×1.2(g)

예) 80kg 40세 성인: 80×0.8 = 64g

　　80kg 75세 성인: 80×1.2 = 96g

루 섭취 권장량으로 보고 있다. 예를 들어 80kg의 성인이라면 체중에 0.8을 곱해 64g의 단백질을 하루에 섭취하면 된다. 여기에서 주의해야 할 것이 있다. 단백질 섭취량은 음식량이 아니라 단백질의 양을 말한다.

단백질에는 식물성 단백질과 동물성 단백질이 있다. 소·닭·돼지 등의 육류 제품과 생선류·어패류·달걀·우유 등 동물로부터 얻는 단백질은 동물성 단백질이고, 콩·두부·견과류 등 식물 제품에서 얻는 단백질은 식물성 단백질이다. 근육의 합성에는 류신이라는 필수 아미노산이 가장 중요한데, 류신은 동물성 단백질에 더 풍부하게 들어 있다. 하지만 식물성 단백질은 소화 흡수에 유리한 면이 있고, 포화지방 함량도 낮고, 풍부한 미량 영양소가 포함되어 있기에 식물성 단백질과 동물성 단백질의 비율을 1대 1로 섭취하는 게 좋다. 여기에 어육류는 지방이 적은 부위를 선택해서 포화지방 섭취를 낮추는 게 좋다.

그렇다고 단백질을 많이 섭취했다고 해서 무조건 근육이 만들어지는 건 아니다. 근육은 운동 후에 근육이 손상되었다가 회복되는 과정에서 만들어지기 때문에 단백질을 섭취하고 나서 반드시 근력 운동이 병행되어야 근육의 성장이 일어난다. 운동을 하지 않고 필요량 이상으로 단백질을 섭취할 경우에는 결국 남는 열량이 지방으로 저장될 수 있다.

단백질 섭취만큼이나 한 끼에 섭취하는 식사량도 중요하다. 식사량이 부족하면 우리 몸에 있는 체단백질이 분해되면서 단백질도 에너지로 쓰일 수가 있다. 따라서 나에게 필요한 적절한 열량과 단백질, 다양한 영양소를 충분히 섭취하는 것이 바람직하다.

## 8g 단백질이 포함된 식품

- 돼지고기 40g(탁구공 크기)
- 두부 80g(1/5모)
- 고등어 50g
- 검은콩 2큰술
- 멸치 15g
- 달걀 1개
- 오징어 50g
- 소 등심 40g
- 닭가슴살 50g

---

명의가 말하다

# 근육 형성의 숨겨진 열쇠, 비타민D

재활의학과 김돈규 교수

근육 형성에 있어 단백질 외에도 비타민D 같은 영양소가 굉장히 중요합니다. 근육에는 비타민D 수용체가 있는데 단백질 합성에 중요한 역할을 하는 것으로 알려져 있습니다. 비타민D는 햇빛을 통해서 부분적으로 합성이 되긴 하지만 항상 부족할 수 있습니다. 따라서 음식을 통해서도 비타민D를 보충하고 부족한 부분은 보충제를 통해서 섭취하는 것이 바람직합니다.

# 균형 잡힌 단백질 식단표 예시

| 끼니(시간) | 음식명 | 재료명 | 분량 |
|---|---|---|---|
| 아침<br>(08:00) | 현미밥<br>미역국<br>고등어구이<br>양배추쌈 | 현미<br>미역<br>고등어<br>양배추 | 현미밥 300g<br>미역 70g<br>고등어 100g<br>양배추 70g |
| 점심<br>(12:00) | 닭가슴살샌드위치<br>우유 혹은 두유 | 닭가슴살<br>로메인<br>토마토<br>적채 등<br>우유 혹은 두유 | 닭가슴살샌드위치<br>2쪽<br>우유 200ml 혹은<br>두유 200ml |
| 운동 전 간식<br>(15:00) | 과일 | 과일 | 키위 2개 |
| 운동 직후<br>(19:00) | 단백질셰이크 | 단백질셰이크 | 단백질셰이크 21g |
| 저녁<br>(20:00) | 버섯달걀덮밥<br>토마토치즈샐러드 | 버섯<br>달걀<br>토마토<br>치즈<br>양상추 등 | 현미밥 300g<br>버섯 50g<br>달걀 2개<br>토마토 2개<br>치즈 1장<br>양상추 35g |

**Tip** 식단표는 개인의 신체 특성과 건강 상태를 반영하는 것이 좋다. 위의 식단표는 하나의 예시로 참고하자.

# 일상 속 도구를 활용한
# 2주 근력 운동

우리 몸의 3대 근육은 둔근, 대퇴사두근, 척추기립근이다. 모두 보행에 중요한 역할을 하는 근육이다. 근감소증을 개선하기 위해서는 근력 운동을 통해 이들 근육을 키우는 게 매우 중요하다. 근육의 크기를 키우기 위해서는 점증적인 저항운동, 즉 근력 운동을 해야 된다. 이런 운동을 하게 되면 결과적으로 근육이 커지고 근육의 힘이 증가하는 효과가 있다. 근력 운동을 하면 근육의 근섬유에 미세한 손상이 생긴다. 우리가 근육통을 겪는 것도 이 때문이다. 이때 위성세포가 근섬유를 보수하는데, 이전보다 더 굵고 강하게 만든다.

하지만, 근감소증이 있는 사람들은 근육의 피로가 빨리 온다는 특징이 있다. 너무 강도 높은 운동을 하게 되면 근육의 피로도가 빨리 오고 오히려 다칠 수가 있다. 따라서 일상 속 도구를 활용해 저강도의 운동을 정확한 자세로 꾸준히 반복하는 것이 좋다.

빨리 근육을 키우고 근력을 높이고 싶은 생각에 강도나 무게를 갑자기 올리다 보면 허리를 튼다거나 목이 젖혀지는 등 자세가 불안정해져 운동의 효과를 제대로 보기 어렵고 오히려 부상의 위험이 더 크다. 운동은 한 번에 몰아서 하지 않고 낮은 강도로 꾸준히 하도록 한다.

일상 속 도구를 활용한 근력 운동법은 수건, 생수병, 밀대 등을 활용해 어깨, 등, 가슴, 복근, 허리, 엉덩이, 허벅지까지 전신의 근육을 발달시키고 강화하는 운동이다. 무릎이나 허리가 아픈 사람도 충분히 따라 할 수 있는 강도의 운동이다. 단, 관절이나 뼈에 통증이 생기면 즉시 운동을 중단하고 휴식해야 한다.

운동할 때 근육에서 분비되는 다양한 생리활성물질인 마이오카인myokine은 인슐린의 효과를 증가시키기도 하고, 지방세포를 줄여 비만 치료에 도움이 되기도 하고, 뇌세포에도 좋은 영향을 미치는 것으로 알려져 있다. 우리 몸에 여러 가지 좋은 작용을 해서 일명 마법의 호르몬 풀리기도 하는데, 근육의 크기를 유지하는 것 외에도 암세포를 억제하는 역할도 한다고 하니 근력 운동을 할 이유가 더 확실해졌다.

## 일상 속 도구를 활용한 근력 운동법

1  **수건을 이용한 어깨 운동**　　　　　　　　　　　　▶ 0:03~

　　**Tip** 수건은 팽팽하게 잡고, 동작을 천천히 진행하는 것이 중요하다.


2  **수건을 이용한 허리 복근 운동**　　　　　　　　　　▶ 0:33~


3  **생수병을 이용한 상체 운동**　　　　　　　　　　　▶ 1:07~

　　**Tip** 무릎이 안 좋다면 의자에 앉아서 해도 좋다.


4  **생수병을 이용한 스쾃 운동**　　　　　　　　　　　▶ 1:24~


5  **밀대를 이용한 엉덩이 햄스트링 운동**　　　　　　　▶ 1:43~


6  **밀대를 이용한 스플릿 스쾃 운동**　　　　　　　　　▶ 2:05~

# 근감소증에서 벗어나는
# 2주 프로젝트 이후의 변화

근력 운동법과 단백질 식단법을 배운 귀하신 몸들, 솔루션을 시작한 뒤 7일이 지났다. 운동과는 담쌓고 지내고 탄수화물 위주의 불균형한 식단으로 끼니를 때우던 한지영 씨를 만나봤다.

"영양사님이 균형 잡힌 식사를 해야 한다고 하셔서 지금 단백질을 포함해서 골고루 섭취하려고 양을 재고 있어요."

한 끼에 채소 70g과 육류 80g을 먹어야 한다는 전문가의 조언에 따라 정확히 무게를 잰다. 오늘의 메뉴는 소고기 안심을 활용한 춥스테이크. 집에서 이렇게 요리하는 게 1년 만이라고 한다. 탄수화물이 주를 이뤘던 과거와는 달리 단백질 음식이 지영 씨 밥상의 주인공이 됐다.

한 끼를 잘 때우는 게 아니라 매 끼니 챙겨서 균형 잡힌 단백질 식단을 실천하고 있다. 배가 아파서 잘 먹지 않던 우유도 따뜻하게 데워서 간식으로 먹고 있다. 우유 200ml에는 단백질 6g이 들어있다. 우유를 소화하기 힘들다면 두유나 설탕이 없는 떠먹는 요구르트로 바꿔 먹는 것도 단백질을 섭취하는 좋은 방법이다.

평소에 운동을 하지 않고 집에서는 주로 누워서 생활하던 지영 씨. 이제는 TV를 보며 운동하는 게 새로운 일상이라고 한다. 무엇보다 건강한 몸에 대한 기대도 커졌다. 지금은 몸이 좀 가벼워지고 통증도 덜한 것 같아 무릎 아픈 걸 조금 참으면서 꾸준히 하고 있다.

2주 뒤, 지영 씨 몸의 근육량은 얼마나 늘었을까? 지난번 골격근 지수는 $5.21kg/m^2$이었는데 이번 검사에서는 $5.22kg/m^2$으로 조금 늘었다. 하지만 실망할 필요는 없다. 운동하면 근력은 당연히 좋아지고, 지금도 근육은 계속 만들어지고 있는 단계다. 운동이나 식이요법을 하면 근력과 신체 수행 능력은 조금 빠르게 호전이 되지만, 근육량은 좀 천천히 뒤를 따라가게 된다.

지금 현재 상태를 보면 근력과 신체 수행 능력은 기준치를 넘어서서 크게 향상되었다. 근력 검사 결과 오른손 악력은 무려 10kg이나 향상되었다. 앉았다 일어나기 검사에서는 약 3초를 단축해 정상 수치가 됐고, 등속성 검사에서도 다리를 구부리는 힘과 펴는 힘 모두 솔루션 전보다 큰 폭으로 향상됐다. 지영 씨는 근육이 늘어나는 속도는 느리지만, 근력과 신체 기능은 빠른 속도로 향상되고 있다.

유산소 운동만 했던 김영찬 씨는 처방받은 운동을 매일 실천하면서 근력 키우기에 열심이다.

"운동을 안 하던 근육이라 좀 아프기는 하지만 몇 번씩 하다 보니 조금씩 나아지는 것 같아요. 앞으로도 계속 열심히 해서 근육을 단련시켜야죠."

단백질 권장량에 맞춰 식단도 잘 챙겨 먹고 있다. 두부 부침이나 달걀도 자주 섭취하고 가끔씩 생선도 구워서 식탁에 올린다. 프로젝트 이전에는 대충 먹었는데 이제는 되도록 양을 늘려서 먹고 있다. 식사량이 늘어서 소화가 잘되지 않을 줄 알았지만, 운동을 꾸준히 해서 소화도 무리 없이 잘 되고 있다.

척추관협착증을 진단받은 뒤 근력이 떨어져 고민이었던 영찬 씨는 낙상을 예방하는 것이 시급했다. 검사 결과는 어떨까? 2주 프로젝트 뒤, 무릎을 구부리는 근육은 오른쪽 29%, 왼쪽 85%가 향상되었다. 양쪽 다리 대퇴부 근육의 근력이 모두 좋아진 것이다. 신체 수행 능력도 앉았다 일어나기 검사에서 10초였던 기록이 8.8초로 단축되었고, 보행능력 검사에서도 1초에 걸을 수 있는 거리가 1.12m에서 1.25m로 늘어났다. 체성분 검사 결과 오른 다리 근육량이 5.86kg에서 6.28kg으로, 왼 다리 5.71kg에서 6.26kg으로 늘어났다. 영찬 씨는 2주 만에 낙상 위험에서 조금 더 멀어졌다.

다리를 쓰는 게 힘이 들고 쉽게 바닥나는 체력을 가진 도정순 씨는 심한 단계의 근감소증으로 진단됐었다. 솔루션 시작과 동시에 열심히 근력 운동을 하고 있다. 무리하진 않되 적당한 자극이 되는 강도를 유지하고 있다. 그러자 몸에 변화가 생기기 시작했다.

"운동할 때 처음에 살짝 아팠어요. 그런데 지속하니 가벼워진다는 걸 느꼈거든요. 지금은 통증이 거의 없어요. 기간은 짧지만 여러 가지 변화가 있어요. 제가 움직일 때 동작이 조금 더 빨라졌고 근육에 탄력이 생겼다는 걸 조금 느껴요."

복잡하거나 과격한 운동이 아니어서 힘들다는 것은 크게 못 느꼈다는 정순 씨. 오히려 운동할수록 무릎 통증이 조금씩 줄어드는 것을 느꼈다고 한다. 무릎이 불편한 사람들은 운동할 때 조금이라도 부담이 간다면 무릎에 부담이 덜 가는 형태로 변형하거나 그 동작을 피해도 괜찮다.

재활의학과 김돈규 교수는 "퇴행성 관절염 같은 경우 유산소 운동과 근력 운동을 했을 때 훨씬 더 통증도 감소하고 여러 가지 삶의 질이 향상된다는 연구들이 많이 있습니다. 적당한 정도의 자극을 주고 관절을 움직이면 관절의 흐름이 원활해지면서 연골에도 좋은 영향을 주게 됩니다"라며 운동의 긍정적인 면을 강조했다.

정순 씨는 단백질은 물론 비타민D가 풍부한 버섯을 즐겨 먹는다. 단백질 합성에 중요한 역할을 하는 영양소까지 챙겨 먹고 있는 것이다. 다시 건강해질 수 있다는 믿음이 생기면서 정순 씨의 일상은 활기를 되찾고 있다.

현재 몸 상태를 확인하기 위해 다시 검사가 이루어졌다. 과연 어떤 결과가 나왔을까? 지난번 의자에서 일어서기 검사에서 16초가 걸렸던 정순 씨는 이번 검사에서는 9초로 측정되었다. 무려 7초나 단축되어 정상 범위로 들어왔다. 보행 능력 검사에서도 보행 속도가 향상되어 정상 속도가 나왔다. 등속성 근력을 측정한 검사에서 무릎을 펴는 근육은 오른쪽이 53% 향상되었고, 왼쪽은 무려 109% 향상되었다. 신체 수행 능력 검사의 모든 항목에서 만점을 받았다. 2주 전 검사에서 골격근 지수를 재봤을 때 $4.61/m^2$으로 상당히 줄어들어 있었다. 이번 검사에서는 $4.9/m^2$으로 늘어나는 추세를 보이고 있다.

운동은 습관이다. 2주 정도 운동하면서 어느 정도 습관이 형성되었으니 이제 꾸준히 잘 유지해간다면 건강하게 노년을 보낼 수 있을 것이다.

# 누구나 근감소증에서
# 탈출할 수 있다

## 1  근감소증이란?

근감소증은 골격근육의 근력이 감소하고 근육량이 줄어 신체 기능과 삶의 질이 저하되는 질환이다.

## 2  근육은 나이가 들수록 줄어든다

우리 몸의 근육은 관리하지 않으면 30세 이후 매년 1%씩 감소하게 된다. 80대가 되면 근육량은 30대의 절반 수준으로 줄어든다.

### 3 근감소증을 유발하는 요소는 노화, 운동 부족, 영양불균형 등이 있다

근감소증을 유발하는 중요한 요소로 노화 외에도 생활 습관과 관련된 부분들이 있다. 운동량 자체가 굉장히 부족하거나 영양 섭취가 불균형한 경우 근감소증에 조금 더 취약하다.

### 4 유산소 운동보다 근력 운동이 도움 된다

유산소 운동은 전신 기능을 유지하는 데는 상당히 도움이 되지만, 근육을 키우는 데는 크게 도움이 되지 않는다. 하체 운동을 해서 근육을 늘리는 것은 물론, 척추 주변에 있는 근육과 척추를 받쳐주는 근육들도 같이 운동하는 것이 좋다.

### 5 단백질은 하루 섭취 권장량에 맞게 섭취해야 한다

우리나라 일반 성인은 체중 1kg당 0.8g, 65세 이상 연령층에서는 체중 1kg당 1.2g의 단백질을 하루 섭취 권장량으로 보고 있다.

### 6 단백질을 많이 섭취한다고 근육이 많이 만들어지는 것은 아니다

단백질을 많이 섭취했다고 해서 무조건 근육이 만들어지는 건 아니다. 근육의 합성 과정은 운동 후에 근육이 손상되었다가 회복되는 과정에서 만들어지기 때문에 단백질을 섭취하고 나서 반드시 근력 운동이 병행되어야 근육의 성장이 일어날 수 있다.

## 7 한 끼에 섭취하는 식사량도 중요하다

식사량이 부족하면 우리 몸의 체단백질이 분해되면서 단백질도 에너지로 쓰일 수 있다. 따라서 나에게 필요한 적절한 열량과 단백질, 다양한 영양소를 충분히 섭취하는 것이 바람직하다. 잘 먹어야 몸에 있는 체단백질이 분해되지 않고 오히려 근육이 형성될 수 있다.

## 8 너무 강도 높은 운동은 무리가 된다

근감소증이 있는 사람들은 근육의 피로가 빨리 온다. 너무 강도 높은 운동을 하게 되면 근육의 피로도가 증가하고 부상 위험이 있다. 저강도의 운동을 정확한 자세로 꾸준히 반복하는 것이 좋다.

## 9 둔근, 대퇴사두근, 척추기립근을 키워야 한다

우리 몸의 3대 근육은 둔근, 대퇴사두근, 척추기립근이다. 모두 보행에 중요한 역할을 하는 근육이다. 근감소증을 개선하기 위해서는 근력 운동을 통해 이들 근육을 키우는 게 매우 중요하다.

## 10 식물성 단백질과 동물성 단백질을 골고루 섭취한다

식물성 단백질과 동물성 단백질의 비율을 1대 1로 섭취하는 게 좋다. 식물성 단백질과 동물성 단백질은 각각의 장단점이 있기 때문에 골고루 먹는 게 좋다. 동물성 단백질은 근육 생성에 더욱 유리하고 식물성 단백질은 소화 흡수에 유리하다.

'제2의 심장'이라고 부를 만큼 우리 몸에서 매우 중요한 신체 부위 '발'. 발끝까지 내려온 혈액을 다시 심장 쪽으로 돌려보내는 역할을 한다. 만약 발의 기능이 떨어지면 혈액순환에 문제가 생기고 이는 혈전 등 무서운 합병증을 유발할 수 있다. 무릎과 어깨 등에 비해 주목을 덜 받았으나, 발 질환은 전신질환과 관련되어 있어 매우 중요하다.

# 9장

걷는 족족(足足) 찌릿,
# 발 통증 탈출기

# 제2의 심장,
# 발

'발은 인체공학상 최대의 걸작이자 최고의 예술품'이라는 레오나르도 다빈치의 표현처럼 우리의 발은 26개의 뼈, 19개의 근육과 힘줄, 30개 이상의 관절, 107개의 인대로 이루어져 있다. 매우 유연하면서도 견고한 구조라 할 수 있다.

특히 발목뼈인 거골은 매우 유연해서 발을 상하, 좌우로 움직이며 우리가 걷거나 뛸 수 있게 해 준다. 가장 먼저 지면에 닿는 발뒤꿈치는 체중을 지탱하고, 발 가운데 아치 모양의 중족골은 유연성을 높여 충격을 흡수한다. 또, 발가락뼈인 지골은 걸을 때 발바닥을 밀어주는 역할을 한다. 우리가 서고, 걷고, 뛰는 것을 가능하게 하는 발. 그래서 발

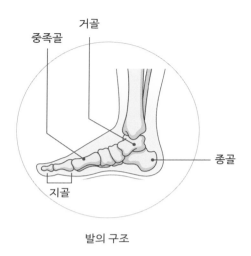

발의 구조

은 우리 몸의 주춧돌이라 불리기도 한다.

　그동안 발 질환은 무릎이나 어깨 등에 비해 주목을 덜 받았다. 하지만 발은 '제2의 심장'이라고 부를 만큼 우리 몸에서 매우 중요한 신체 부위다. 혈액순환이 일어나면 심장의 펌프 작용으로 다리 쪽으로 혈액이 내려온다. 이 혈액은 우리가 발을 쓸 때 사용되는 근육의 수축 작용으로 다시 심장으로 돌아간다. 발끝까지 내려온 혈액을 다시 심장 쪽으로 돌려보내는 혈액순환 역할을 하는 것이 바로 발이다. 만약 발의 기능이 떨어지게 되면 제대로 걷지 못해 혈액순환에 문제가 생기고 이는 혈전 등 여러 가지 무서운 합병증을 유발할 수 있다. 그 때문에 발 질환은 단순히 발에서 끝나는 것이 아니라 전신질환과 관련이 있을 만큼 매우 중요하다.

이렇게 생명과 직결된 문제 외에도 우리 발에 문제가 생기면 일상적인 활동 모두가 불편해진다. 모든 질환이 그렇지만 처음에는 가벼운 증상이 나타나기도 한다. 만약 그 증상 때문에 생활하는 데 불편하다면 원인을 교정하고 병을 치료하는 것이 원칙이다. 하지만 이를 가볍게 여겨 병을 방치하면 치료가 점점 어려워진다.

예를 들어, 발목이 삔 염좌를 그냥 방치하게 되면 결국 만성 발목불안정증으로 가게 되고 이것을 방치하면 발목 관절염이 생긴다. 무지외반증도 단순히 발가락이 휘어졌다고 잘 관리하지 않고 신발 선택에도 주의하지 않으면 결국 발등에 관절염이 생길 수 있어서 나중에는 수술까지 해야 할 수 있다. 평발도 마찬가지다. 증상이 있는데도 불구하고 평발을 방치하게 되면 발목 관절에 관절염이 생기면서 발목 인공관절 수술을 해야 할 수도 있다. 어떤 질환이든 마찬가지지만 발 질환에서도 초기 증상이 있을 때 빨리 진단하고 빨리 치료하는 게 매우 중요하다.

### 명의가 말하다

## 발은 제2의 심장

**정형외과** 정비오 교수

발은 체중을 지탱하는 주춧돌 역할을 하지만 제2의 심장 역할도 합니다. 발 질환이 생기면 결국 전신 혈액순환, 혈전, 대사성 질환까지 올 수 있습니다. 발 질환은 전신질환이라고 생각하고 적극적으로 치료해야 합니다.

# 과사용의 결과,
# 족저근막염

"아침에 일어나서 첫발을 디뎠을 때, 그냥 주저앉을 정도로 너무나 고통이 심했어요. 걸음을 한 발짝도 못 걸었어요. 통증이 있으니 발을 딛는 게 싫더라고요."

50대 후반 이수민 씨는 아침에 일어날 때 발 통증이 극심하다. 통증 때문에 평소에는 물론 잘 때도 양말을 꼭 신는다. 양말이 유일한 발바닥 보호막인 셈이다.

수민 씨는 맛집 방송에 여러 번 나왔을 정도로 꽤 인기 있는 분식점을 운영하고 있다. 분식점을 운영하는 24년 동안 수민 씨의 발은 쉴 틈이 없었다. 그래서 건강을 위해 2년째 거의 매일 줌바댄스를 하고 있다.

줌바댄스는 라틴댄스와 운동을 결합한 고강도 유산소 운동이다. 신나는 음악에 맞춰 뛰는 동작도 많다. 종일 서 있는 가게 일에 매일 하는 고강도 유산소 운동까지…. 수민 씨의 발 통증과 이런 활동들이 연관 있는 것은 아닌지, 발바닥 통증의 원인을 알아보기 위해 검사를 진행했다.

먼저 발목과 발바닥에 있는 26개의 뼈에 이상이 없는지, 엑스레이 검사를 시행했다. 이어서 초음파 검사도 진행됐는데, 뼈 외에 인대 손상이나 발 근육의 염증 유무를 확인하기 위해서다. 수민 씨의 초음파 검사 결과 족저근막의 두께가 약 3.6mm로 정상 근막 기준인 2~3mm 보다 약간 부어 있었다. 족저근막염이 의심되는 상태다.

우리 발바닥의 맨 밑 부분에는 얇은 막이 하나 있다. 발꿈치뼈에서

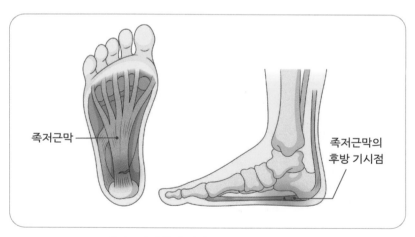

족저근막의 후방 기시점에 염증이 생긴 모습

발 앞쪽까지, 발바닥 전체를 감싸는 부채꼴의 근막이다. 이를 족저근막이라고 한다. 족저근막염은 족저근막이 발꿈치뼈에 붙는 부분에 지속적인 자극이 전달되면서 염증과 통증이 생기는 질환이다.

수민 씨의 현재 상태가 매우 심각한 정도는 아니지만, 통증이 심하다는 것은 초기에 제대로 된 치료가 이루어지지 않았기 때문이다. 게다가 매일같이 하는 고강도의 유산소 운동이 통증을 악화시킨 원인이 된다. 정형외과 정비오 교수는 족저근막염이 발생하는 가장 큰 이유는 과사용이라며, 점핑 운동을 피하는 것이 좋다고 강조한다.

"점핑 운동은 자극을 극대화하는 운동입니다. 족저근막염이 있는 환자분에게는 좋지 않은 것으로 알려져 있습니다. 저 역시 족저근막염 환자들에게 그런 운동은 가능하면 피하라고 당부합니다."

2023년 발표한 건강보험심사평가원의 자료에 따르면 족저근막염 연령대별 여성 환자 수는 50대가 압도적으로 높은 것을 확인할 수 있다. 여성들은 50대를 지나며 갱년기를 맞는다. 갱년기가 오면 호르몬 변화로 인해 발바닥 지방층이 얇아지고 체중이 늘어나게 된다. 지방층은 지면으로부터 오는 충격을 효과적으로 흡수하는 작용을 한다. 그런데 이 지방층이 얇아지면 족저근막으로 가는 여러 자극이 커지면서 족저근막염의 발생 가능성과 발생 확률을 높인다. 하지만, 족저근막염이 여성만의 질환이라고 생각해서는 안 된다.

잠에서 깨어나면 침대에서 바로 내려오지 않고 한참 동안 발 마사지를 하는 60대 초반 이용환 씨.

## 족저근막염 연령대별 여성 환자 수

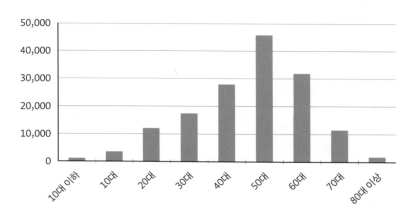

(출처: 건강보험심사평가원, 2023)

"아침에 일어나서 첫발을 디딜 때 찌릿하게 머리까지 충격이 오는 것 같아요. 그걸 피하려고 일어나서 바로 걷지 않고 마사지를 하고 걸어요."

맨발은 통증이 심해 용환 씨는 꼭 슬리퍼를 착용한다. 유도선수 출신 체육 선생님, 용환 씨는 원래 운동 애호가였다. 하지만 지금은 발바닥 통증 때문에 하체 운동을 할 수 없어 매일 아침 상체 운동만 겨우 하고 있다. 용환 씨 역시 발바닥 통증의 원인을 알아보기 위해 검사를 했다. 용환 씨는 얼마나 심각한 상태일까? 근막 두께를 측정한 결과 정상 근막 두께인 2~3mm에 비해 4.25mm로 상당히 부어 있었다. 역시 족저근막염이 의심되는 상태다.

족저근막염이 있는 두 사례자 모두 왜 유독 아침 첫발이 아플까? 우리가 잠을 자는 동안 족저근막과 장딴지 근육이 짧아지게 되는데, 이런 상태에서 발을 딛게 되면 체중에 의한 자극이 훨씬 더 커지게 되면서 통증도 더 많이 느끼게 된다.

성별에 상관없이 급속하게 증가하고 있는 족저근막염. 가장 효과적인 치료와 예방법은 아킬레스건 스트레칭을 꾸준히 하는 것이다. 족저근막과 아킬레스건은 하나로 연결된 구조라고 생각하면 된다. 아킬레스건 스트레칭을 꾸준히 하는 게 족저근막염 예방과 치료에 가장 중요한 단계다. 단, 아킬레스건 스트레칭을 할 때는 운동하는 쪽 다리의 무릎을 굽히거나 혼자 힘으로 늘리려고 하면 운동 효과가 떨어진다. 혼자 하는 경우에도 양손으로 벽을 짚고 한쪽 다리를 뒤로 뻗은 후 팔을 굽히면서 천천히 아킬레스건을 늘려 준다.

─ 명의가 말하다 ─

## 가장 중요한 것은 확신

**정형외과** 정비오 교수

발 질환의 대부분은 충분한 스트레칭과 재활 치료를 통해서 좋아질 수 있습니다. 하지만 이런 것들은 누가 대신해 줄 수 있는 게 아닙니다. 환자 스스로 운동을 통해서 발 질환이 나을 수 있다는 확신을 가지고 꾸준히, 열심히 해야 합니다.

# 만성적으로 발이 접질리는 발목불안정증

발 통증을 방치하면, 치명적인 질환으로 진행되기도 한다. 50대 김은지 씨는 기상하면 가장 먼저 발과 발목 스트레칭을 한다. 진통소염제를 바르고 발목 보호대까지 착용해야 일상이 시작된다. 발목이 좋지 않아도 은지 씨는 고강도 유산소 운동을 매일 1시간 반 이상씩 하고 있다. 그런데, 운동을 할수록 발목을 접질리는 횟수가 점점 늘고 있다.

"1년 동안 30번 이상 발목을 삔 것 같아요. 뛸 때 발을 디디면 왼쪽 발목이 좀 시큰거리고 아파요. 운동 후에 발목에 열이 나고 아프기도 해요."

운동할 때는 모르는데 하고 나서 통증이나 불편함을 느끼면 운동량이 과했다는 것이다. 내 발에 무리를 주지 않는 적당한 운동량의 가장 중요한 척도는 통증의 유무다. 아프지 않을 정도로 운동하는 것, 그것이 가장 적당한 운동량이다.

은지 씨의 현재 발목 상태는 어떨까? 이학적 검사를 시행했을 때, 발목이 약간 헐거운 느낌이 들었다. 문제는 초음파상에서 발목을 잡아주는 인대의 심각한 손상, 파열까지 관찰됐다. 우리가 일상에서 발이 접질리면 발목 바깥쪽 인대가 찢어지는데, 이것이 발목염좌다. 발목 관절을 감싸고 있는 3개의 바깥쪽 인대는 뼈와 뼈를 안정적으로 잡아주는 보호장치다. 발목이 접질리면 인대가 손상돼 찢어지고 방치되면 염증이 발생한다. 발목염좌의 3분의 1은 은지 씨처럼 만성적으로 발이 접질리는 발목불안정증으로 진행된다.

엑스레이에서는 더 심각한 문제가 발견됐다. 발목 관절 안쪽이 좁아져 있는 것이 확인되었다. 뼈 사이가 좁아져 있다는 것은 연골이 닳았다는 의미다. 연골은 한번 망가지면 절대 재생될 수 없는 조직이다. 발목불안정증으로 인해 관절염까지 진행된 심각한 상황. 과연 어떤 노력이 필요할까?

비골건은 발목을 접질리지 않게 하는 힘줄 중 하나다. 복사뼈 뒤쪽에서부터 발목 바깥쪽으로 이어지는 힘줄인데, 이 비골건을 강화하는 운동을 하는 것이 꼭 필요하다. 손상된 인대를 대신해줄 비골건 강화 운동은 저항 밴드를 발목에 걸고 발목을 바깥쪽으로 10초 정도 힘껏 밀어내는 동작을 반복하는 것이다.

## 냉찜질과 온찜질, 언제 해야 할까?

급성기 염증이 있으면서 발목이나 발이 많이 붓고 열감을 느끼면서 뜨끈뜨끈한 경우에는 냉찜질이 효과적이다. 부기는 없지만 발이 뻣뻣하고, 근육이 수축되어 있을 때는 온찜질을 해서 근육을 이완하는 것이 좋다.

또한 몸의 고유감각 기능 운동을 통해 몸의 중심을 잡는 연습을 하는 것도 도움이 된다. 고유감각 기능은 발목을 접질리려는 순간에 중심을 잡아서 부상을 피할 수 있는 기능이다. 고유감각 기능은 주로 발목 바깥쪽 인대에 많이 분포되어 있다. 평소에 한쪽 다리로 중심을 잡고 서는 운동을 많이 하면 고유감각 기능이 회복되면서 발목염좌를 예방할 수 있다.

**명의가 말하다**

## 관절염은 모든 관절에 생길 수 있습니다

**정형외과** 정비오 교수

환자들에게 발목 관절염이라고 하면 "발목에도 관절염이 생겨요?"라고 반문하는 분들이 많습니다. 관절염이라는 것은 관절의 연골이 닳고 손상된 것이기 때문에 모든 관절에 생길 수 있습니다. 그러나 무릎 관절염에 비해서 발목 관절염은 굉장히 드문 편입니다. 발목 관절의 연골은 무릎 연골보다 좀 더 치밀하고 단단하게 만들어져 있어서 노화보다는 외상에 의해서 많이 발생합니다. 발목 골절이 생겼을 때 많이 생기고, 만성 발목불안정증처럼 발목을 자주 접질리는 사람에게 많이 발생하는 것으로 알려져 있습니다.

# 충격을 흡수하는
# 발의 아치가 무너진 평발

 

등산 애호가인 40대 중반 최은호 씨는 퇴근 후에도 자주 산을 찾는
다. 평발이라 좀 아프긴 하지만, 은호 씨는 일주일에 2~3회 가파른 산
길을 오르며 등산으로 운동을 대신하고 있다. 평발이라는 은호 씨의
발 도장을 찍어봤는데, 아내와 두 아이의 발 도장과 비교해 보면 발 모
양의 차이가 확연하다. 다른 사람들은 발 가운데 부분이 하얗게 나오
지만, 은호 씨는 가운데 부분까지 발 모양이 선명하게 찍힌다.

"조금 무리하게 운동한 날은 발의 아치 부분이 매우 아픈 편입니다.
제가 왼발 엄지발가락이 좀 튀어나와 있다 보니 튀어나온 부분도 찌릿
찌릿 아파서 고통이 있습니다."

은호 씨는 특히 엄지발가락이 옆으로 휘어진 왼발로 까치발을 드는 것은 불편해했다. 엑스레이상에서도 왼쪽 발은 엄지발가락이 두 번째 발가락 쪽으로 과도하게 휘어 있는데, 이는 전형적인 무지외반증 증상이다. 또 다른 문제도 발견됐다. 안쪽 복사뼈 쪽에 부주상골이라는 뼈가 하나 더 있는 것으로 확인된 것이다. 부주상골증후군은 전체 인구의 2~14%에서 발견되는 여분의 발뼈인 부주상골에 의한 증후군을 말한다.

여러 가지 문제점 중 통증의 가장 큰 원인은 평발이다. 평발인 은호 씨는 엑스레이 사진에서도 다른 사람들과 달리, 아치 곡선이 보이질 않았다. 충격을 흡수하는 아치가 없기에 그만큼 발바닥이 받는 충격도 크다. 발바닥의 아치는 지면으로 오는 충격을 효율적으로 흡수하기 위한 구조물이다. 아치가 없는 평발은 걸을 때 지면의 충격이 발 전체로 전달되고 심하면 장딴지까지 통증을 유발한다. 평발이 지속되면 발에도 관절염이 생기고 나중에는 발목 관절에도 관절염이 올 수 있다.

은호 씨는 평소에 까치발로 서고, 걷는 것을 자주 하도록 해야 한다. 까치발로 서고 걷는 것은 아치 형성을 돕는 후경골근 강화에 도움이 된다. 또한, 신발의 선택도 중요하다. 발의 아치를 잡아 줄 수 있는 의료용 깔창을 반드시 사용하도록 해야 한다. 평발만 잘 교정하면 부주상골증후군과 무지외반증의 통증을 충분히 완화할 수 있다.

세상에는 정말 수많은 신발이 있다. 과연, 어떤 신발이 발 건강에 좋을까? 우선 발에 가장 안 좋은 신발은 하이힐이다. 여성화는 발볼이 좁고 신발을 신었을 때 대부분의 체중이 발 앞쪽에 집중되어 아킬레스건이 뻣뻣해지게 된다. 결국, 족저근막염과 아킬레스건염 등에 취약해질 수밖에 없다. 플랫슈즈, 단화, 슬리퍼 등은 쿠션도 없고, 신발을 신었을 때 발의 아치가 유지되지 않아 발 건강에 좋지 않다.

## 좋은 신발을 고르는 3가지 기준

1. 가벼운 신발이 좋다.
2. 아치를 지지하는 깔창이 있어야 한다.
3. 신발 중앙이 과하게 부드럽지 않은 신발을 골라야 한다.

가장 좋은 신발은 우선 가벼운 신발이 좋다. 신발 안쪽 아치 부분을 지지하는 깔창이 있는 것이 좋다. 운동화는 발 닫는 부분이 대부분 조금 뻣뻣하다. 그렇기 때문에 걸으면서 발이 과도하게 움직이는 것을 방지하고 걸으면서 족저근막에 전해지는 자극을 줄여 줌으로써 발의 피로와 자극이 줄어든다.

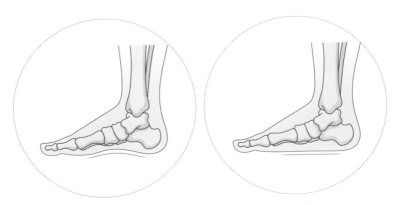

**일반적인 발과 발바닥에 아치가 없는 평발의 모습**

# 적당한 운동을 적정 강도로 진행해야 한다

발 질환과 그에 따른 통증을 유발하는 가장 큰 원인은 과사용이다. 예를 들어서 오늘 처음 운동하는 사람이 익숙하게 운동하는 사람을 따라 10kg짜리 아령을 들고 무리하게 운동을 한다면 팔은 물론 그 주변 근육에 굉장히 무리가 가고 통증을 느낄 수밖에 없다.

발 질환도 마찬가지다. 건강에 대한 관심이 높아지면서 성인병 등 여러 가지 대사성 질환에 유산소 운동이 중요하다고 하니, 40~50대 때 갑자기 운동을 시작하는 경우가 많다. 마음은 급하고, 빨리 운동을 해서 체중도 줄이고 건강해지고 싶은 욕구가 크다 보니 무리해서 걷거나 뛰는 경우가 굉장히 많다.

심장, 당뇨, 혈압 등이 중요하다고 생각하기 때문에 무리해서 자꾸 발을 쓰게 되고, 그러다 보니 발에 통증이 더욱 심해지고 나아가 병으로 진행되는 것이다. 발은 전혀 준비가 안 됐는데, 많이 쓰고 갑자기 무리하다 보니 결국 탈이 나는 것이다.

하지만 대부분의 사람은 운동 후 견딜만한 정도의 발 통증이 있으면 운동 부족이나 체중 증가 때문이라고 생각하고 오히려 더 열심히 사용한다. 통증을 운동을 통해 극복하겠다고 생각하는 사람들이 많다는 것이다. 이렇게 염증이 있는 상태에서 발을 과사용 하게 되면 결국 병은 치유되지 않고 점점 악화 일로를 걷게 된다.

가장 중요한 것은 통증이 있다면 조금 덜 움직이고 덜 걸어야 한다는 것이다. 운동할 때는 아프지 않을 정도로 운동량을 조절하는 것이 꼭 필요하다. 아프지 않을 정도로 운동을 하게 되면 운동할 수 있는 능력도 조금씩 늘어나게 된다. 즉, 운동량을 차차 늘리게 되면 통증 없이 운동량도 증가하게 된다. 궁극적으로 몸에 무리가 안 되면서 효율적으로 유산소 운동을 할 수 있게 된다.

많은 사람이 유산소 운동을 하고 있다. 유산소 운동을 하기 위해서는 발을 쓸 수밖에 없다. 발도 중요한 우리 몸의 장기이고 구조물이다. 무리한 유산소 운동 때문에 발이 희생될 수는 없다. 반드시 본인의 현재 상태에 맞는, 특히 발과 발목에 맞는 적당한 운동을 선택해서 적정한 강도로 진행해야 한다.

# 발 통증 탈출을 위한
## 2주 프로젝트

발이 아프다는 증상은 같지만, 질환은 다르다. 질환의 종류가 다양한 만큼 여러 가지 최신 치료 방법이 나오고 있다. 물론 큰 비용이 들고 다양한 장비를 이용하는 그런 치료 방법도 효과적이지만 가장 좋은 방법은 가장 기본적인 방법이다. 바로 스트레칭! 아킬레스건을 부드럽고 유연하게 만들기 위해서 운동 전후에는 물론이고 수시로 스트레칭을 한다면 모든 족부질환의 예방과 치료에 큰 도움이 될 수 있다.

2주 동안 진행할 '아이언 풋 운동'은 영화 속 '아이언맨'이 '아이언맨 슈트'를 입은 것처럼 강하고 때론 유연한 몸 상태처럼 발을 만든다는 의미를 갖고 있다. 즉, 발 건강을 위한 마사지와 각각의 질환에 특화된

스트레칭을 통해 튼튼하면서도 유연한 발을 만들 수 있게 된다. 걷기 전에는 항상 '바른 걷기를 위한 워밍업 체조'를 실시하는 것이 좋다. 바른 걷기를 위한 워밍업 체조는 허리, 골반, 무릎, 발목 등을 유연하게 해주면서 근육을 튼튼하게 만들어 부상 없이 바르게 걸을 수 있도록 돕는 체조다.

내 능력보다 과도한 발사용을 줄이면서, 스트레칭과 체조를 꾸준히 하고, 발에 생긴 여러 가지 구조적 문제점을 해결한다면 발 건강은 얼마든지 달라질 수 있다. 좋아하는 운동을 예전과 비슷하게, 혹은 좀 더 많이 할 수 있는 건강한 발 상태가 될 것이다.

## 튼튼하고 유연한 발을 위한 아이언 풋 운동

준비물: 토코렉터 혹은 머리끈, 밸런스 볼, 저항 밴드

### 1  바르게 걷기 ▶ 0:22~

### 2  발바닥 마사지 1 ▶ 1:31~

> **Tip** 족저근막염이 있는 경우 뒤꿈치 안쪽에 통증이 많이 느껴질 수 있다.

### 3  발바닥 마사지 2
▶ 2:44~

Tip 발가락을 최대한 발목 쪽으로 꺾어 마사지해야 아킬레스건 스트레칭이 된다.

### 4  엎침-뒤침 운동
▶ 4:29~

### 5  평발과 무지외반증을 위한 엄지 밴드 운동
▶ 7:27~

Tip 발볼과 뒤꿈치를 가깝게 세워주면 운동 효과가 더욱 좋다.

### 6  평발을 위한 수건 당기기 운동
▶ 10:55~

Tip 정강이뼈 앞쪽에 힘이 들어가는 것을 느끼면서 하면 더 효과적이다.

### 7  족저근막염을 위한 아킬레스건 스트레칭
▶ 12:57~

Tip 뒤로 뻗은 다리의 무릎을 굽히거나 뒤꿈치가 바닥에서 뜨면 안 된다.

### 8  족저근막염을 위한 뒤꿈치 들기 운동 1
▶ 15:40~

Tip 올릴 땐 빨리 올려도 되지만 내릴 땐 버티면서 천천히 내려와야 한다.

### 9  족저근막염을 위한 뒤꿈치 들기 운동 2
▶ 17:13~

Tip 살짝 떼주는 발에는 거의 체중을 싣지 않고 중심 잡는 보조 역할만 하면 된다.

## 바른 걷기를 위한 워밍업 체조

## 4  무릎 구부리기 운동

▶ 2:25~

**Tip**  많이 내려가려고 하지 말고 힘을 빼고 가볍게 리듬을 타며 동작을 반복한다.

## 5  무릎 굽혀 원 그리기

▶ 3:05~

**Tip**  무릎만 돌리지 말고 골반과 상체도 같이 사용한다.

## 6  허리 좌우로 흔들기

▶ 3:57~

## 7  허리 앞뒤로 흔들기

▶ 4:44~

## 8  훌라후프 돌리기 운동

▶ 5:12~

**Tip**  과하게 원을 그리지 말고 발목, 무릎, 골반의 리듬감을 맞춰 가볍게 돌려야 한다.

## 9  몸통 돌리기 운동

▶ 5:55~

**Tip**  이 동작에서는 몸통을 돌리는 것이 중요하니 가급적 몸통을 많이 돌려보는 것이 좋다.

## 10  양팔 앞뒤로 벌리기

▶ 6:52~

**Tip**  하체는 쓰지 않고 상체만 사용한다.

# 2주 발 통증 탈출
# 프로젝트 이후의 변화

발 통증 탈출 프로젝트 일주일째, 송영민 전문가가 중간점검에 나섰다. 이용환 씨는 바른 걸음 걷기부터 아킬레스건 스트레칭까지 튼튼하고 유연한 발을 위한 아이언 풋 운동을 열심히 실천하고 있었다. 단, 너무 빠른 속도로 발바닥을 마사지하기보다는 천천히 족저근막을 풀어준다는 느낌으로 마사지할 것을 조언받았다.

14일의 프로젝트가 끝난 뒤, 아킬레스건과 발목 운동 범위를 알아보는 이학적 검사가 이뤄졌다. 또한, 발에 가해지는 압력을 검사해 분석하는 보행 분석 검사도 함께 진행됐다. 발이 체중을 얼마나 효과적으로 분산하는지 알아보는 검사다.

10년 넘게 족저근막염으로 고생했던 용환 씨의 발 상태는 어떻게 달라졌을까? 이학적 검사에서 아킬레스건과 발목 운동 범위는 정상범위까지 좋아졌다. 2주 전까지만 해도 아킬레스건이 뻣뻣했는데, 유연성이 생기면서 훨씬 부드러워진 것을 확인할 수 있었다.

보행 분석 결과도 놀랍다. 발 앞쪽과 뒤꿈치에 집중된 압력이 발 전체로 골고루 분산되면서 발이 받던 압력이 2주 만에 현저히 낮아졌다. 이렇게 아무런 약물치료도 하지 않고 오로지 스트레칭과 운동만으로 좋아졌다면 용환 씨의 발 건강이 앞으로 더욱 좋아질 것을 기대할 수 있을 것이다.

하루 5~6시간씩 오래 서서 일을 하는 수민 씨는 발이 피곤할 때마다 스트레칭을 틈틈이 하고 있다. 일주일 전만 해도 아침에 일어났을 때 발이 너무 무거운 느낌이 들었지만, 운동 후에는 자고 일어났을 때 가벼운 느낌이 든다고 한다.

더욱 효과적인 운동을 위해 수민 씨만을 위한 맞춤 운동을 송영민 자세 전문가가 처방해 주기도 했다. 발의 뒤꿈치만 사용하는 운동이 아니라 앞과 뒤, 안과 밖을 모두 사용할 수 있는 운동이다. 뒤꿈치만 들었다 내리면 아킬레스건이 계속 짧아지게 되니 발 앞부분과 옆부분까지 들어줘 모든 부위를 골고루 스트레칭 하는 것이다.

2주 뒤, 족저근막염이었던 수민 씨 역시 아킬레스건과 족저근막이 모두 유연해졌다. 무겁던 다리는 가벼워졌고 뒤꿈치의 통증도 훨씬 줄었다. 스트레칭의 힘을 확인할 수 있는 결과다.

평발맨 최은호 씨도 찾아가 봤다. 발 내재근을 강화하는 수건 당기기를 열심히 하는 은호 씨. 아내는 수평 주름을 잡는데 은호 씨 수건은 마치 꼬아 놓은 것처럼 뭉쳐 있다. 바로 현장 코치에 들어갔다.

"손을 움켜쥐는 것처럼 발을 움켜쥔다고 생각하고 조금씩 하세요."

"네, 빨리한다고 생각하지 말고요?"

수건 당기기를 할 때 속도는 중요하지 않다. 천천히 수건을 당겨 수평 주름이 잡히도록 하는 것이 중요하다. 무지외반증에 효과적인 엄지밴드 운동도 확인해 봤다. 운동 강도를 조금 더 높이고 보다 정확하게 운동하기 위해 100원짜리 동전을 발바닥에 놓고 엄지발가락으로 누르며 천천히 발가락을 세워본다. 훨씬 힘들지만 확실히 능숙하게 운동할 수 있다.

평발에 무지외반증, 부주상골증후군까지 있어 종합적인 발 질환을 가지고 있던 최은호 씨도 2주 만에 병원을 찾았다. 은호 씨는 지난 보행 분석 결과에서 발이 받는 압력이 좌우는 물론, 앞뒤까지 불균형했다. 하지만 단 2주 만에 발이 받는 압력이 어느 정도 균형을 맞췄다. 아치를 만들어주는 의료용 깔창을 착용하고 2주간 운동을 꾸준히 한 결과다.

마지막 중간 점검은 김은지 씨다. 일주일 만에 육안으로도 부기가 확실히 가라앉은 게 보였다. 고강도 유산소 운동을 중단하고 근력 강화에 집중했기 때문이다. 발목이 불안정한 은지 씨는 균형을 잡는 것을 무척 힘들어했다. 아픈 왼발은 10초, 오른쪽 발은 17초를 버텼는데,

프로젝트 10일째는 몸의 흔들림이 훨씬 줄면서 안정된 자세로 1분이 넘게 버티는 것도 문제없어 보였다. 덜 아픈 오른쪽 발은 무려 2분을 넘게 버텼다. 그만큼 발목을 잡아 주는 비골근이 강화됐다는 의미다.

　가장 상태가 심각했던 김은지 씨의 현재 상태는 어떨까? 발목불안정증으로 인해 관절염까지 온 은지 씨는 2주간 발목 보호대를 착용하고 비골근을 단련하는 운동을 통해 이전보다 훨씬 더 발목이 튼튼해졌다. 특히 비골근의 근력이 크게 강화되었다. 보행 패턴 역시 달라졌다. 발의 앞부분으로 집중되어 있던 힘이 분산되며 뒤꿈치로 딛기 시작했다. 이제는 발의 뒷부분, 중간 부분, 앞부분을 차례로 고루 사용하면서 정상적 걷기 패턴이 나타나고 있다.

---

**명의가 말하다**

## 분산의 힘이 중요합니다

**정형외과** 정비오 교수

어느 부분이 집중적으로 눌리거나 힘이 간다면 그 부분은 점차 망가지고 약해질 수 있고 통증을 느낄 수 있죠. 골고루 발에 압력이 가는 것은 우리가 편안하게 걷고 운동하기 위해서는 매우 중요합니다.

# 누구나 발 통증에서 탈출할 수 있다

## 1  발은 우리 몸의 주춧돌이다

발목뼈는 매우 유연해서 발을 상하, 좌우로 움직이며 우리가 걷거나 뛸 수 있게 해준다. 가장 먼저 지면에 닿는 발뒤꿈치는 체중을 지탱하고, 발 가운데 아치 모양의 뼈는 유연성을 높여 충격을 흡수한다. 또, 발가락뼈는 걸을 때 발바닥을 밀어주는 역할을 한다.

## 2  발 질환은 전신질환과도 연관되어 있다

우리가 발을 쓸 때 사용되는 근육의 수축 작용에 의해 발끝까지 내려온 혈액은 다시 심장으로 돌아가 순환된다. 만약 발의 기능이 떨어지게 되면 제대로 걷지 못해 혈액순환에 문제가 생기고 이는 혈전 등 여러 가지 무서운 합병증을 유발할 수 있다.

### 3  발 질환을 방치해서는 안 된다

발 질환은 처음에 가벼운 증상으로 시작될 수 있다. 만약 그 증상 때문에 생활하는 데 불편하다면 원인을 교정하고 치료하는 것이 원칙이다. 하지만 이를 가볍게 여겨 병을 방치하면 치료가 점점 어려워진다.

### 4  족저근막염 발생의 가장 큰 원인은 과사용이다

족저근막염은 족저근막이 발꿈치뼈에 붙는 부분에 자극이 지속적으로 전달되면서 염증과 통증이 생기는 질환이다. 점핑, 무리한 걷기나 뛰기는 피하는 것이 좋다.

### 5  족저근막염에는 아킬레스건 스트레칭이 가장 중요하다

족저근막과 아킬레스건은 하나로 연결된 구조라고 생각하면 된다. 아킬레스건 스트레칭을 꾸준히 하는 게 족저근막염 예방과 치료에 가장 중요한 단계다.

### 6  발목염좌는 방치하면 안 된다

발목이 접질리면 인대가 손상돼 찢어지고 방치되면 염증(발목염좌)

이 발생한다. 그런데, 발목염좌의 1/3은 만성적으로 발이 접질리는 발목불안정증으로 진행된다.

## 7  평발은 발바닥의 충격을 흡수하는 아치가 없다

발바닥의 아치는 지면으로 오는 충격을 흡수하는 구조물이다. 아치가 없는 평발은 걸을 때 지면의 충격이 발 전체로 전달되고 심하면 장딴지까지 통증을 일으키게 된다. 평발이 지속되면 발에도 관절염이 생기고 나중에는 발목 관절에도 관절염이 올 수 있다.

## 8  평발은 아치를 잡아줄 수 있는 의료용 깔창이 필수다

발의 아치를 잡아줄 수 있는 의료용 깔창을 반드시 사용하도록 해서 발의 구조를 교정하는 것이 필요하다.

## 9  적당한 운동을 적정 강도로 해야 한다

통증이 있을 때는 조금 덜 움직이고 덜 걸어야 하고 운동을 할 때는 아프지 않을 정도로 운동량을 조절해야 한다. 본인의 현재 상태에 맞는, 특히 발과 발목에 맞는 적당한 운동을 선택해서 적정한 강도로 진행해야 한다.

# 귀하신 몸: 근골격계

**1판 1쇄 인쇄** 2025년 4월 14일
**1판 1쇄 발행** 2025년 4월 30일

**지은이** EBS 〈귀하신 몸〉 제작진
**감수** 박중현

**발행인** 양원석 **편집장** 김건희 **책임편집** 서수빈
**디자인** 신자용, 김미선 **영업마케팅** 조아라, 박소정, 이서우, 김유진, 원하경

**펴낸 곳** ㈜알에이치코리아
**주소** 서울시 금천구 가산디지털2로 53, 20층 (가산동, 한라시그마밸리)
**편집문의** 02-6443-8903 **도서문의** 02-6443-8800
**홈페이지** http://rhk.co.kr
**등록** 2004년 1월 15일 제2-3726호

ISBN 978-89-255-7370-0 (03510)